Vorwort

Wir alle haben auf ein verständliches Kinderbuch wie „Benjamin" schon lange gewartet, da wir uns mit Kindern aus Familien mit einem von Multipler Sklerose (MS) betroffenen Elternteil beschäftigen. Das Buch zeigt uns die Bedürfnisse dieser Kinder auf, die Herauforderungen, mit denen sie sich auseinander setzen und die bestmögliche Hilfe, die wir ihnen geben können.

Benjamin erzählt uns, wie es ist, eine MS-kranke Mutter zu haben und wie ihm geholfen wird, mit dieser Situation fertig zu werden. Die Geschichte ruft uns die vielfältigen und manchmal unvorhersehbaren Seiten der MS vor Augen, die für Kinder oft verwirrend sind und an die sie sich nur schwer anpassen können. Aber Benjamin erhält von allen Personen, die für ihn und seine Mutter sorgen, ausreichend Auskunft über die Krankheit. Sie erklären ihm die Erkrankung auf verständliche Weise und unterstützen ihn gleichzeitig in seinen Gefühlsreaktionen. Benjamin wird nie allein gelassen. Sogar der Lehrer hilft ihm, sich mit der Krankheit auseinander zu setzen, indem er ihn ermutigt, ein Referat über MS vor der Klasse zu halten.

Das Buch bietet Eltern und Kindern die Gelegenheit, gemeinsam die Geschichte zu lesen, die Bilder zu betrachten und die eigenen Erfahrungen miteinander zu teilen. In gegenseitigem Austausch können Kinder ihre Fragen stellen, und die Eltern können sie ehrlich und offen beantworten.
Je besser die Eltern die Erkrankung verarbeiten und sich an die mit der Krankheit verbundenen psychosozialen Veränderungen anpassen, umso einfacher ist es für ihre Kinder mit der Situation zurechtzukommen und ihre Erfahrung mit der elterlichen Erkrankung in ihre eigene Entwicklung zu integrieren. Kinder sind stolz auf ihre Eltern, wenn es ihnen gelingt, die vielen Herausforderungen zu bewältigen. Dabei werden Eltern zu Vorbildern für ihre Kinder, wenn sie selber persönliche Probleme in ihrem eigenen Leben zu meistern haben.

Dieses Buch gibt Eltern, pflegenden Angehörigen, Lehrern, Ärzten und Pflegepersonal relevante Antworten auf die Frage nach dem Einfluss einer chronischen Erkrankung wie MS auf die mitbetroffenen Familienangehörigen, vor allem aber auf die Kinder.

PD Dr. med. Barbara Steck
Kinderpsychiaterin und Psychotherapeutin
Basel
Schweiz

Stefanie Lazai

BENJAMIN

Meine Mama ist besonderS

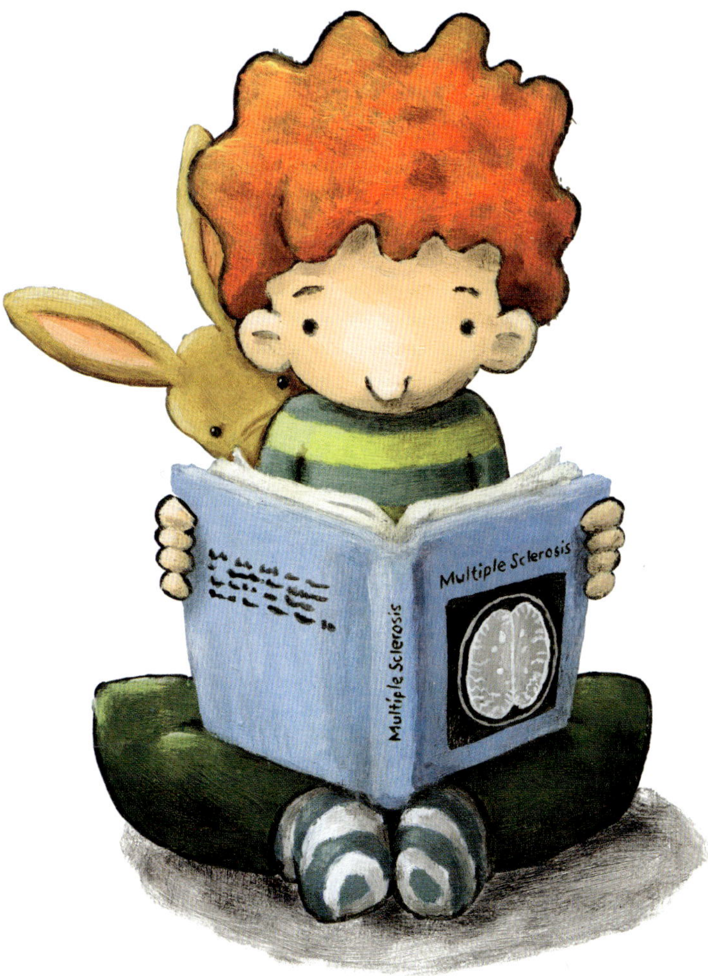

Illustriert von Stephan Pohl

Ich

Ich heiße Benjamin und bin acht. Zusammen mit meiner Mutter wohne ich in einer großen Stadt. Wir haben eine Menge Freunde. Mein bester Freund ist Lukas. Herrn Ludwig, meinen Klassenlehrer, kann ich auch sehr gut leiden. Und dann gibt es noch Oma und Opa.

Ich hätte gerne einen Hund, aber Mama kann Tiere in der Wohnung nicht leiden. Immerhin haben wir Fische. Über 50.

Unsere Wohnung hat eine große Terrasse und ich kümmere mich um die Pflanzen. Ich habe Erdbeeren, Radieschen, Tomaten, ein paar Kräuter und ganz viele Blumen.

Mama

Meine Mama ist 35 und heißt Julia. Sie arbeitet beim Radio. Manchmal arbeitet sie auch in anderen Städten. Aber nicht zu oft. Mama muss viel lesen und oft ins Theater gehen. Ständig sucht sie irgendwas.

„Wo steckt denn das nun wieder?", fragt sie sich oft. Manchmal vergisst sie sogar, was sie sucht.

Kati

Kati und Mama sind schon ein Leben lang Freundinnen. Sie sind schon zusammen zur Schule gegangen.

Eigentlich ist Kati Kamerafrau, aber weil es da schwierig ist Arbeit zu bekommen, hat sie vor zwei Jahren noch einmal angefangen zu studieren. Wirtschaft. Da muss sie viel lesen und Sachen lernen, die mich wirklich nicht interessieren. Aber sie kann prima rechnen.

Kati hat oft mehr Zeit als Mama, und dann sind wir viel draußen und unternehmen was zusammen.

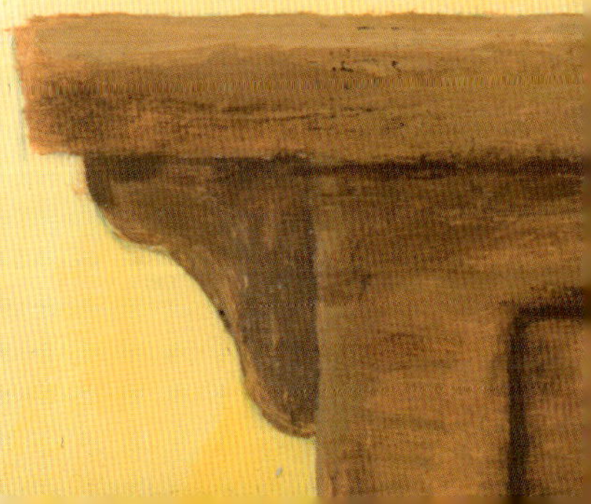

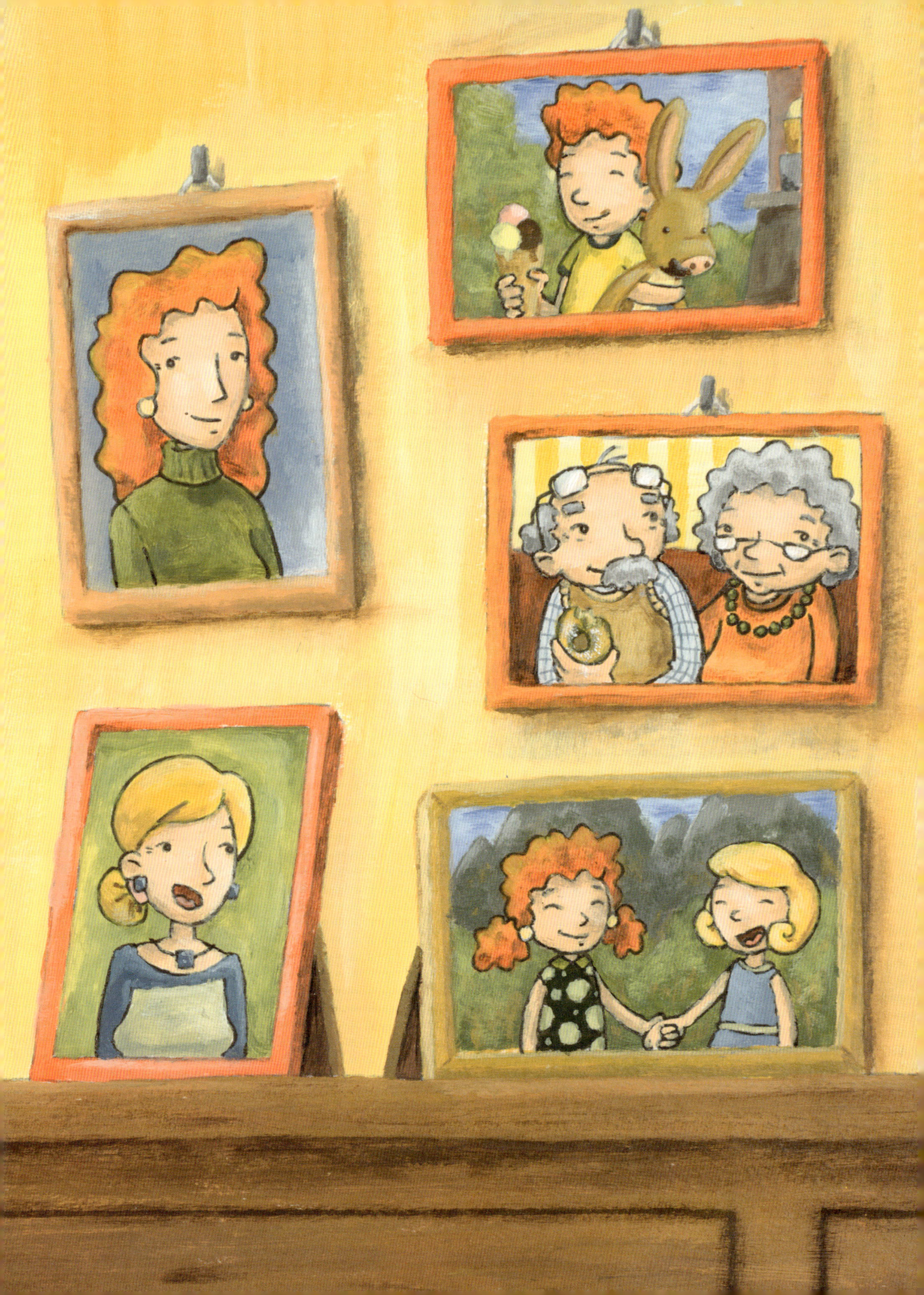

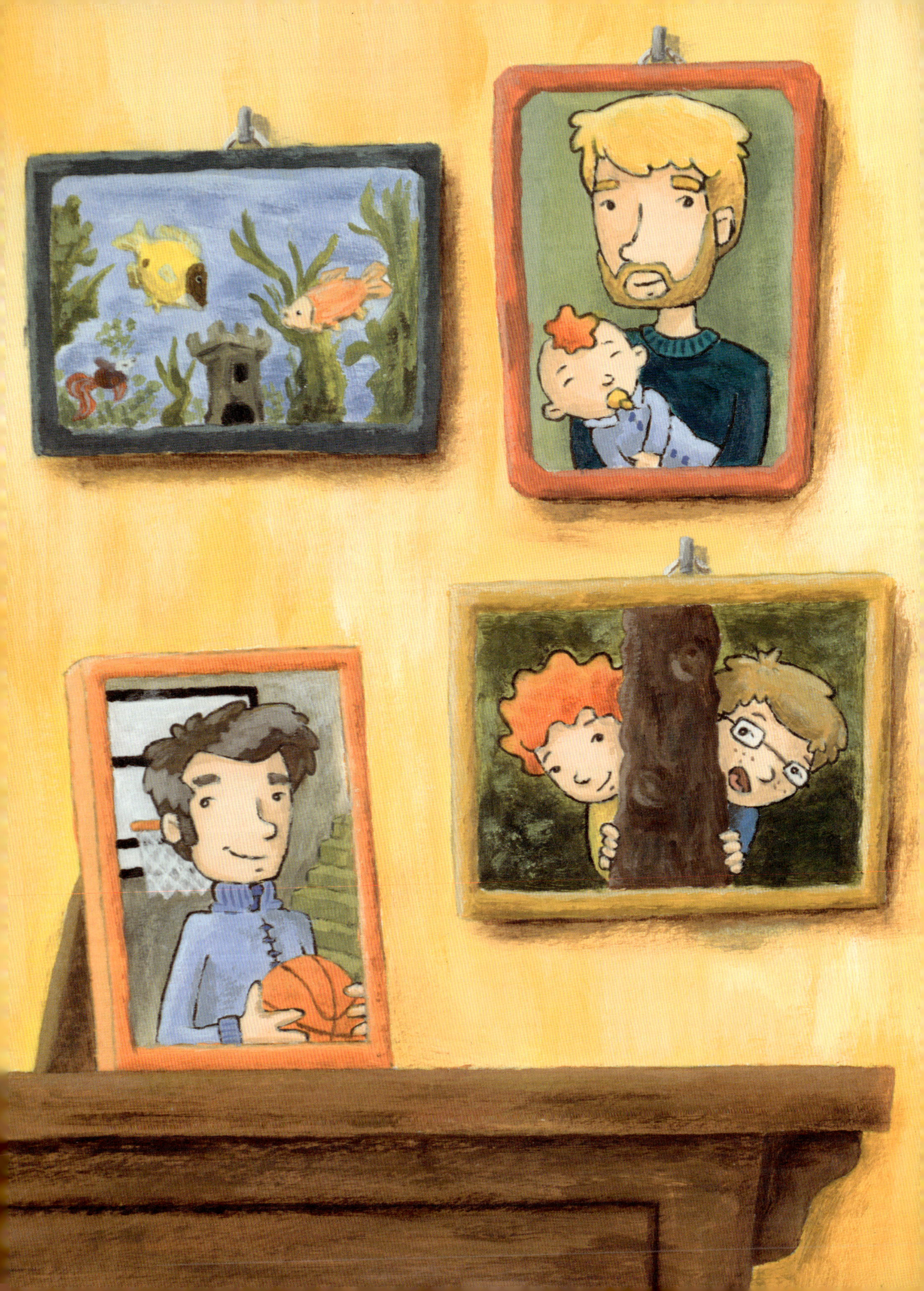

Papa

Mein Papa ist älter als Mama. Er arbeitet ziemlich weit weg. Papa kommt uns jeden Monat besuchen, und wenn es klappt, verbringen wir die Ferien gemeinsam. Im Herbst fliege ich mit Kati zu ihm. Mama hat nämlich totale Flugangst. Sie wird schon grün im Gesicht, wenn wir Papa nur vom Flughafen abholen.

Papa arbeitet im Krankenhaus und untersucht Herzkrankheiten. Papa und ich kommen gut klar. Er ist ein totaler Fußballfan. Von Basketball versteht er noch nicht so viel, aber ich bringe ihm das schon noch bei.

Papa schläft immer ziemlich lange, wenn er bei uns ist, und er hat immer Löcher in den Socken. Ich möchte gerne mal so groß werden wie Papa, damit ich beim Basketball die meisten Körbe werfen kann.

Lukas

Mit Lukas bin ich in denselben Kindergarten gegangen. Lukas ist fast so etwas wie ein Bruder für mich. „Ein großer Bruder", meint Lukas manchmal stolz. Dabei ist er nicht ganz ein Jahr älter als ich. Seine Eltern sind strenger als meine, aber sonst ganz okay. Lukas kommt ziemlich oft zu mir nach Hause.

Herr Ludwig

Herr Ludwig ist mein Klassenlehrer. Ich nenne ihn meistens Ludwig.

Bei ihm haben wir Sport und Deutsch. Er ist ein klasse Basketballer, und auch Skateboard fahren kann er wie verrückt.

Das Lesen bringt er uns ganz schön clever bei. Er liest uns aufregende Geschichten vor, und wenn man es kaum noch aushält vor Spannung, hört er auf. „So, und jetzt ist einer von euch dran", grinst Ludwig dann frech. Wir müssen bei ihm auch nicht die ganze Zeit auf unseren Plätzen sitzen bleiben. Alles ist erlaubt, solange es niemanden stört. Na ja, fast alles.

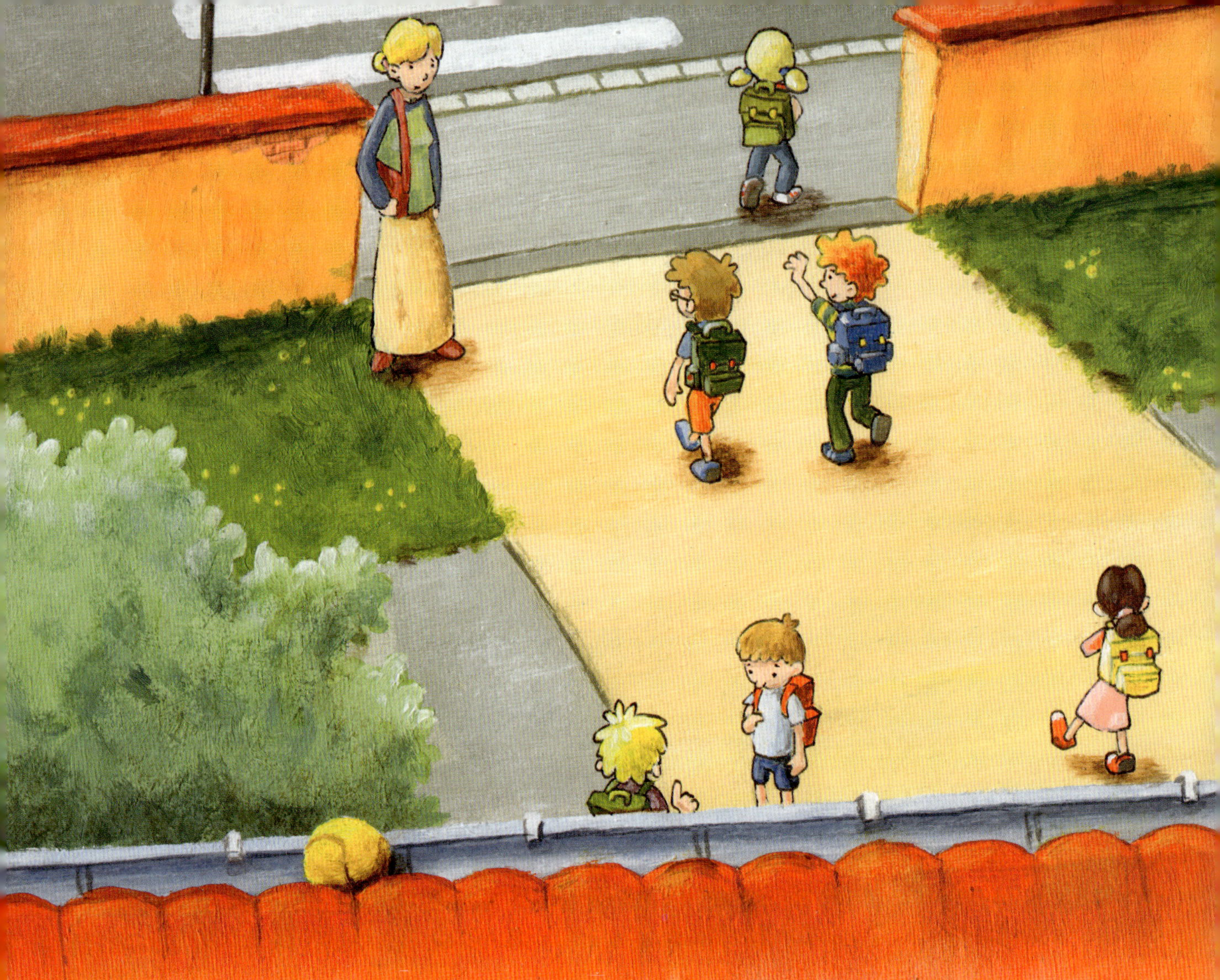

Normal oder nicht normal

Jetzt wisst ihr schon eine ganze Menge aus meinem Leben. Aber manchmal läuft es bei uns auch anders als bei anderen. Auf die Idee darüber zu sprechen hat mich Ludwig gebracht, und Kati hat mir dabei geholfen.

Vor fünf Jahren ist meine Mama krank geworden. Es hat eine ganze Weile gedauert, bis man wusste, was es ist.

Die Krankheit, die sie hat, heißt Multiple Sklerose. Weil das so ein schwieriges und langes Wort ist, kann man auch einfach MS sagen. Es ist nicht so leicht zu erklären, was das für eine Krankheit ist, weil man noch nicht genau weiß, woher sie eigentlich kommt. Mama muss sich jetzt jeden zweiten Tag ein Medikament spritzen.

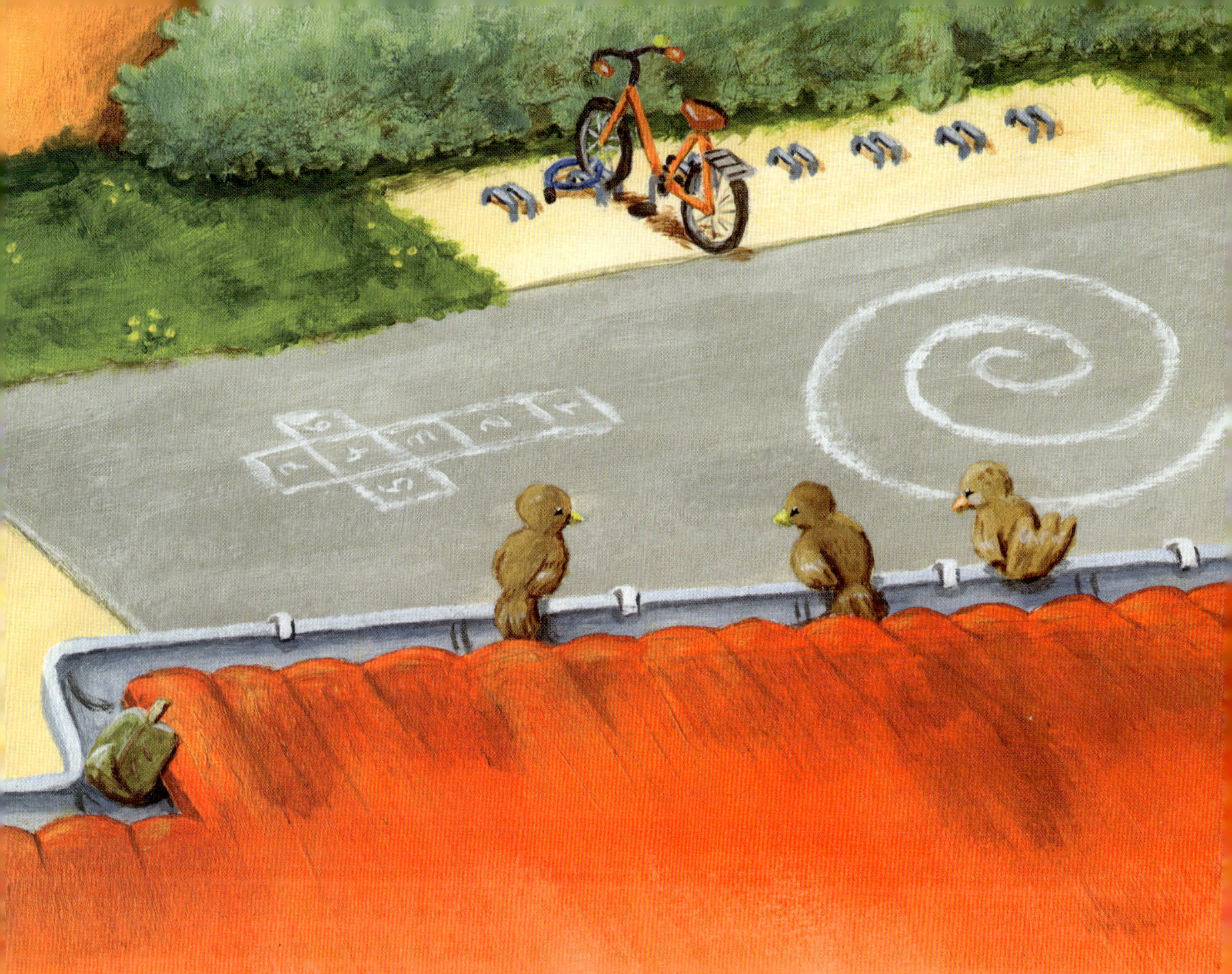

Mamas Schub

Vor kurzem habe ich zum ersten Mal richtig mitbekommen, was es bedeutet, wenn Mama einen „Schub“ hat. Kati hat mich von der Schule abgeholt und sah ganz traurig aus. Eigentlich sollte Mama für eine Woche in einer anderen Stadt arbeiten. Nun kam sie doch schon heute Abend zurück, früher als geplant.
Und sogar mit dem Flugzeug.
Ich habe mich riesig gefreut das zu hören, aber Kati wurde noch trauriger.
„Wir holen deine Mama heute Abend am Flughafen ab, weil sie krank geworden ist“, hat sie mir erklärt.
Kati hat das so ernst gesagt, dass ich sofort wusste, irgendetwas stimmt nicht, und Angst bekommen habe. Wir sind dann Eis essen gegangen.
Die wichtigen und ernsten Gespräche finden bei uns oft beim Essen statt.

Kati und ich essen Eis

„Weißt du, Benjamin", hat Kati zu mir gesagt, „deine Mama hat eine Krankheit, die immer da ist. Diese Krankheit hat sie schon seit fünf Jahren, man bemerkt sie aber nur, wenn sie gerade ausbricht. Und jetzt ist sie während ihrer Reise ausgebrochen. Deine Mama kann sich nicht mehr alleine anziehen und hat auch Schwierigkeiten zu laufen."

Das konnte ich mir überhaupt nicht vorstellen. Das hörte sich so an, als sei Mama gelähmt, aber damit hat das zum Glück nichts zu tun. Mama konnte auch nicht richtig sehen, sie sah alles doppelt. So als ob man schielt. Außerdem war sie erschöpft und traurig, weil so ein Schub ganz plötzlich kommt und sie natürlich immer hofft, dass sie keinen bekommt.

Ich war so aufgeregt und durcheinander, dass mir mein Eis gar nicht schmeckte und ich weinen musste. Kati hat mich in den Arm genommen.

„Es kann eine Weile dauern, bis deine Mama wieder gesund ist", hat sie gemeint. „Aber dann wird bei ihr hoffentlich alles wieder so wie früher sein."

Kati hat mir dann erzählt, dass die MS in Mamas Gehirn Entzündungen verursacht, und die sind Schuld an Mamas Schub. Wenn man sich z. B. doll in den Finger schneidet und der Schnitt sich entzündet, dann wird der Finger an der Stelle dick und fängt an zu schmerzen. Dann hat man eine Entzündung. Natürlich verschwindet die Entzündung nach einiger Zeit wieder, aber es kann sein, dass man eine kleine Narbe am Finger davon zurückbehält.

„Bei MS passiert so etwas Ähnliches im Gehirn", hat Kati mir erklärt. „Nach einer Weile heilt die Entzündung und deine Mama ist fast wieder genauso wie vorher. Von so einem Schub bleiben aber meistens kleine Narben im Gehirn zurück, die nicht mehr verschwinden."

Es liegt also an den blöden Narben, dass von Mamas Schub meist irgendetwas zurückbleibt. Kati sagt, manche Andenken wird man einfach nicht los.

„Deine Mama ist oft müde und vergesslich, weil sie MS hat", hat Kati mir weiter erklärt. „Sie muss jetzt zu ihrem Arzt gehen, damit ihr geholfen wird. Schließlich soll es ihr ja schnell besser gehen."
Und dann haben wir Eis und Blumen für Mama gekauft und sind zum Flughafen gefahren.

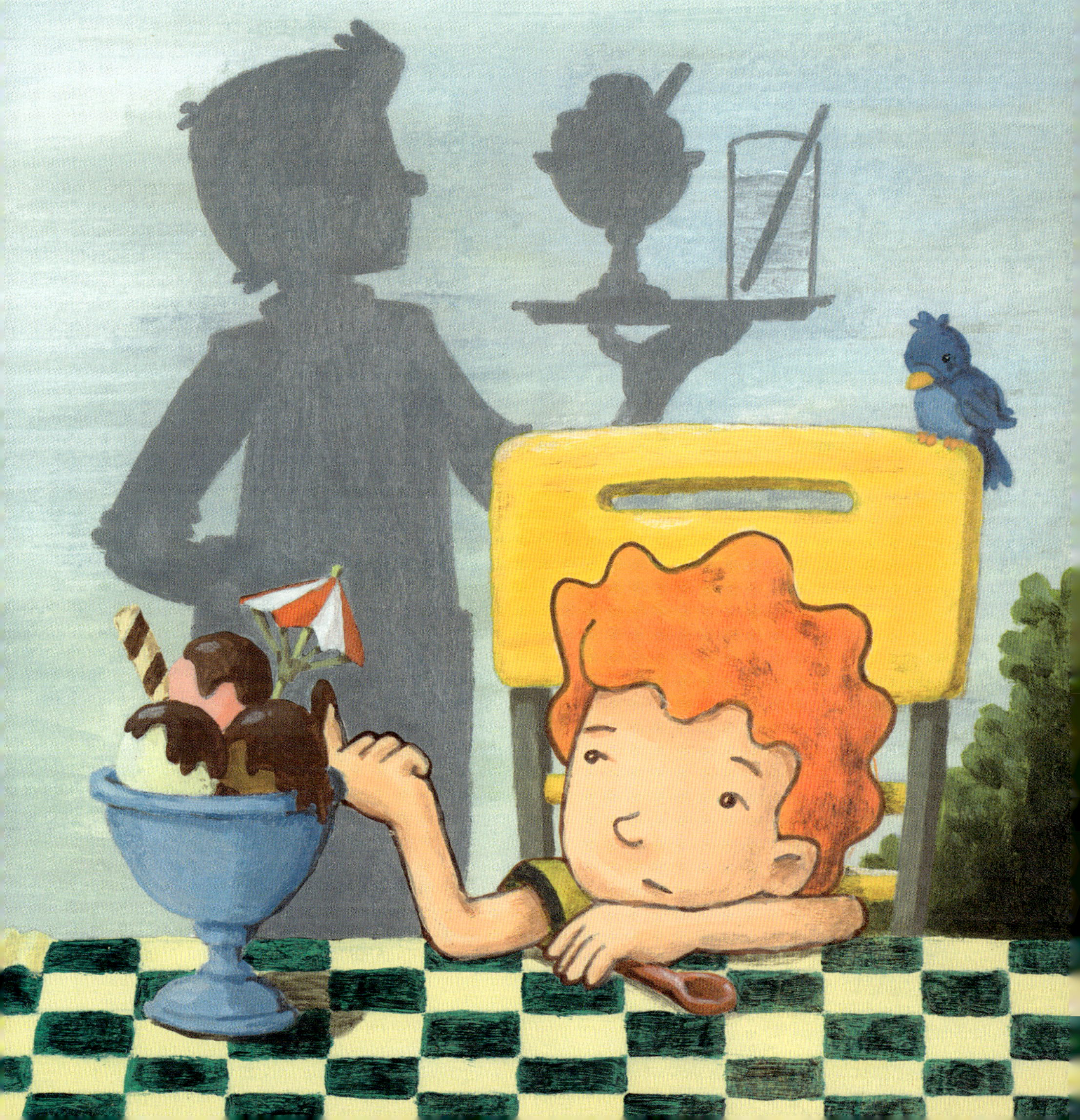

Mama kommt

Mama war vom Fliegen natürlich ganz grün im Gesicht. Aber das kannte ich ja schon. Was ich noch nicht kannte, waren die Krücken. Mama hatte Krücken, auf denen sie sich abstützte. Sie lief auch ziemlich wackelig und langsam. Mir wurde ganz komisch im Bauch als ich sie so sah, und ich musste mich anstrengen nicht zu weinen. Mama sagt immer ‚weinen ist gut', aber ich wollte sie nicht traurig machen.

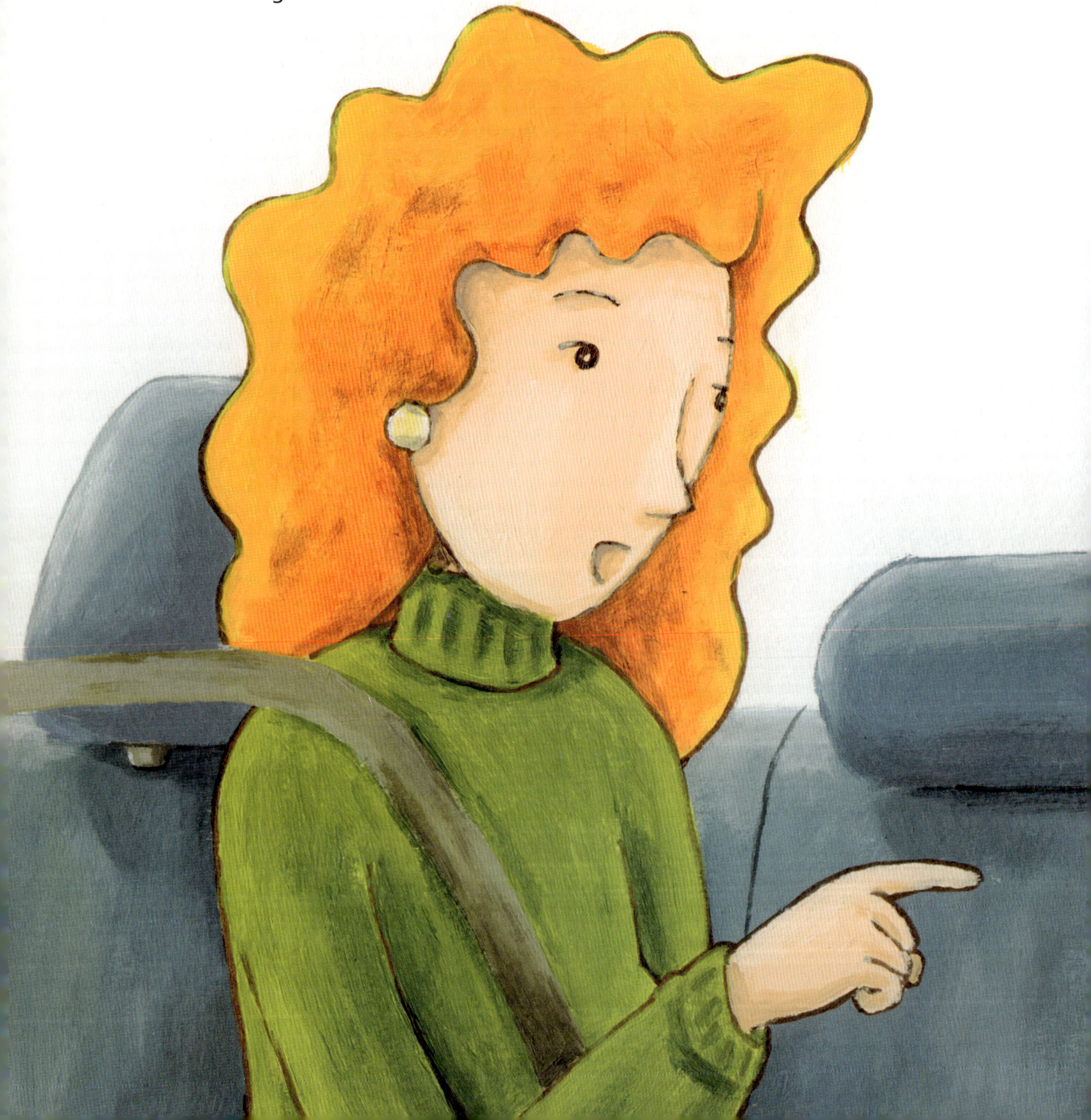

Ich hab mich ja auch gefreut, dass sie wieder da war. Wir haben uns ganz doll umarmt und Mama hat mir aufmunternd zugelächelt: „Die Krücken sind nur vorübergehend, später nehmen wir sie zum Angeln." Das ist typisch Mama.
Im Auto saßen wir beide hinten und Mama sah mich ganz lange an.
„Merkst du eigentlich auch, dass ich alles doppelt sehe?", hat sie mich plötzlich gefragt. „Es sieht aus, als hättest du noch einen halben Bruder."
Aber das wäre nicht schlimm, hat sie dann gemeint, auch anderthalb von meiner Sorte würden sie sehr glücklich machen, und dass es ihr schon besser gehen würde, weil wir wieder zusammen sind, und dass sich niemand Sorgen zu machen braucht.
„Wie du siehst, hab ich den Flug ja schließlich auch überstanden!", hat Mama gesagt.

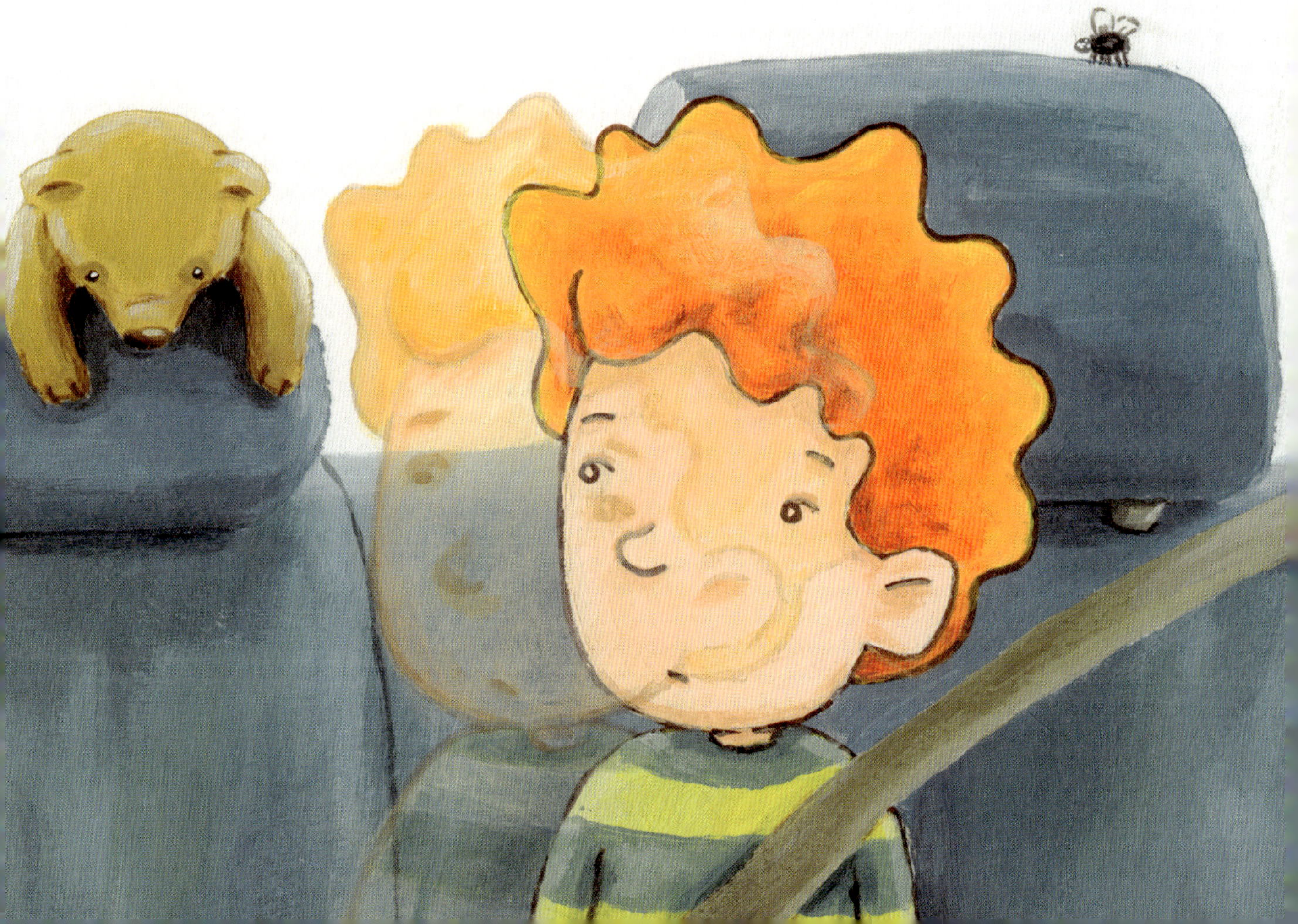

Zu Hause

Ich wohne in einem alten Haus in einer großen Wohnung unter dem Dach. Unsere Wohnung hat eine große Terrasse. Wir fühlen uns hier sehr wohl. Aber wir haben keinen Fahrstuhl. Das hat mich bisher nie gestört. Nur jetzt, mit Mamas Zustand, war es ein Problem. Mama brauchte sehr lange, um die Treppen zu unserer Wohnung hochzukommen. Vier Treppen! Kati und ich gingen vor und ließen Mama alleine nachkommen.

Mama wollte dann duschen. Kati musste ihr beim Ausziehen helfen und ich deckte den Tisch für das Abendbrot. Hunger hatte ich zwar nicht, aber irgendetwas wollte ich tun. Dann versuchte ich, mit Mamas Krücken zu gehen. Ich wollte wissen, wie das funktioniert.

Ganz praktisch solche Krücken, allerdings waren sie zu groß für mich. Wenn man so wackelig auf den Beinen ist, geben sie einem bestimmt ganz guten Halt. Man fühlt sich irgendwie sicherer und muss nicht immer jemanden um Hilfe bitten. Ich kann mir vorstellen, dass einem das unangenehm ist. Besser ist es immer, wenn man die Sachen allein hinbekommt, die man machen will.

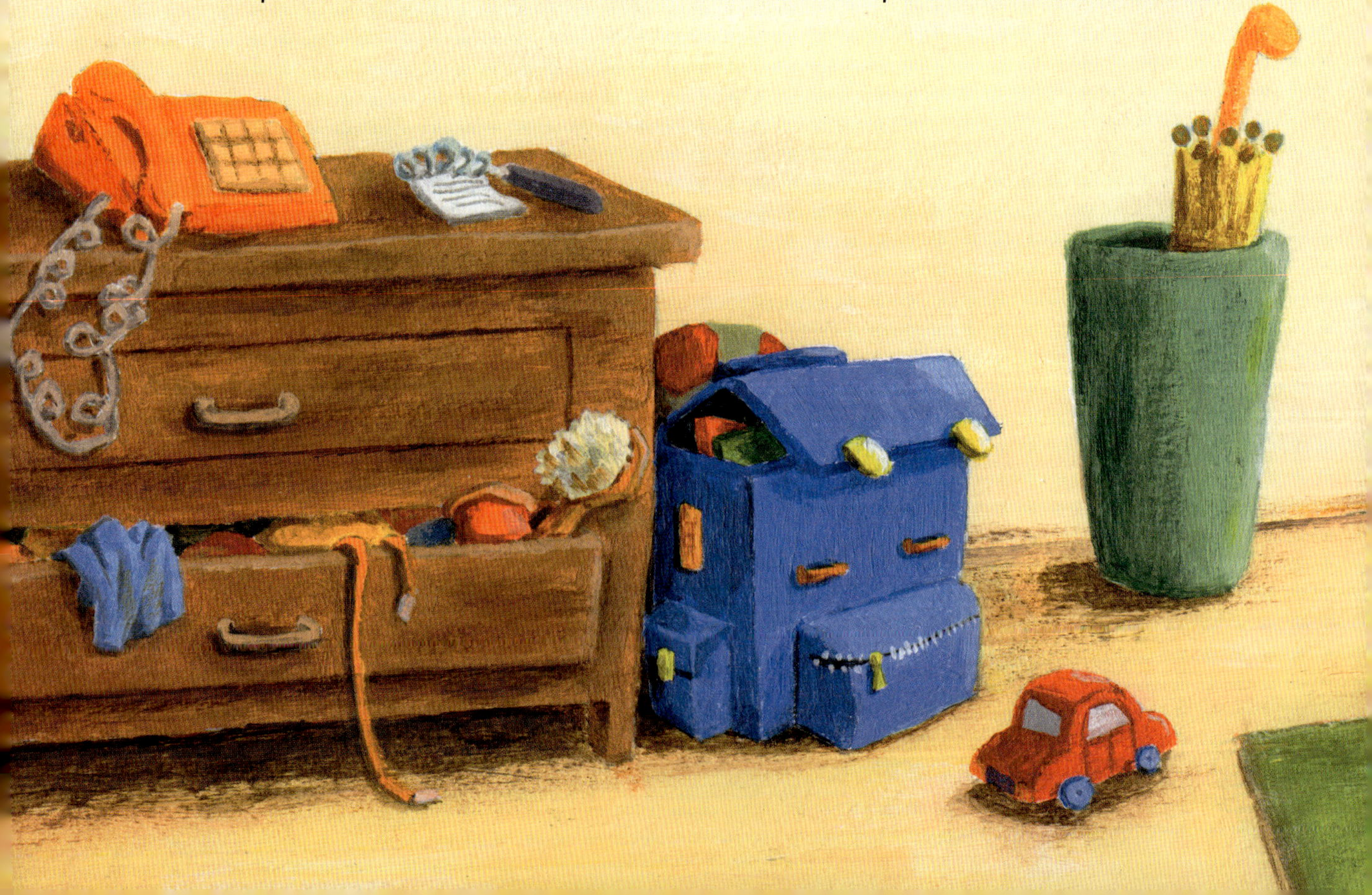

Als Mama aus dem Bad kam, wollte sie sich hinlegen und ein bisschen Musik hören. Ich habe ihr geholfen, die CD in den CD-Spieler zu legen und die Anlage anzustellen. „Ich bin froh, dass du das schon alles kannst", hat Mama gesagt. „Du bist ein ganz toller Junge. Aber du musst auch an dich denken und dich nicht dauernd um mich kümmern. Das musst du mir versprechen, Benjamin!" Kati machte dann für alle Schnittchen. Ich fand das lustig. Schnittchen habe ich immer bekommen, als ich noch nicht mit Messer und Gabel essen konnte.

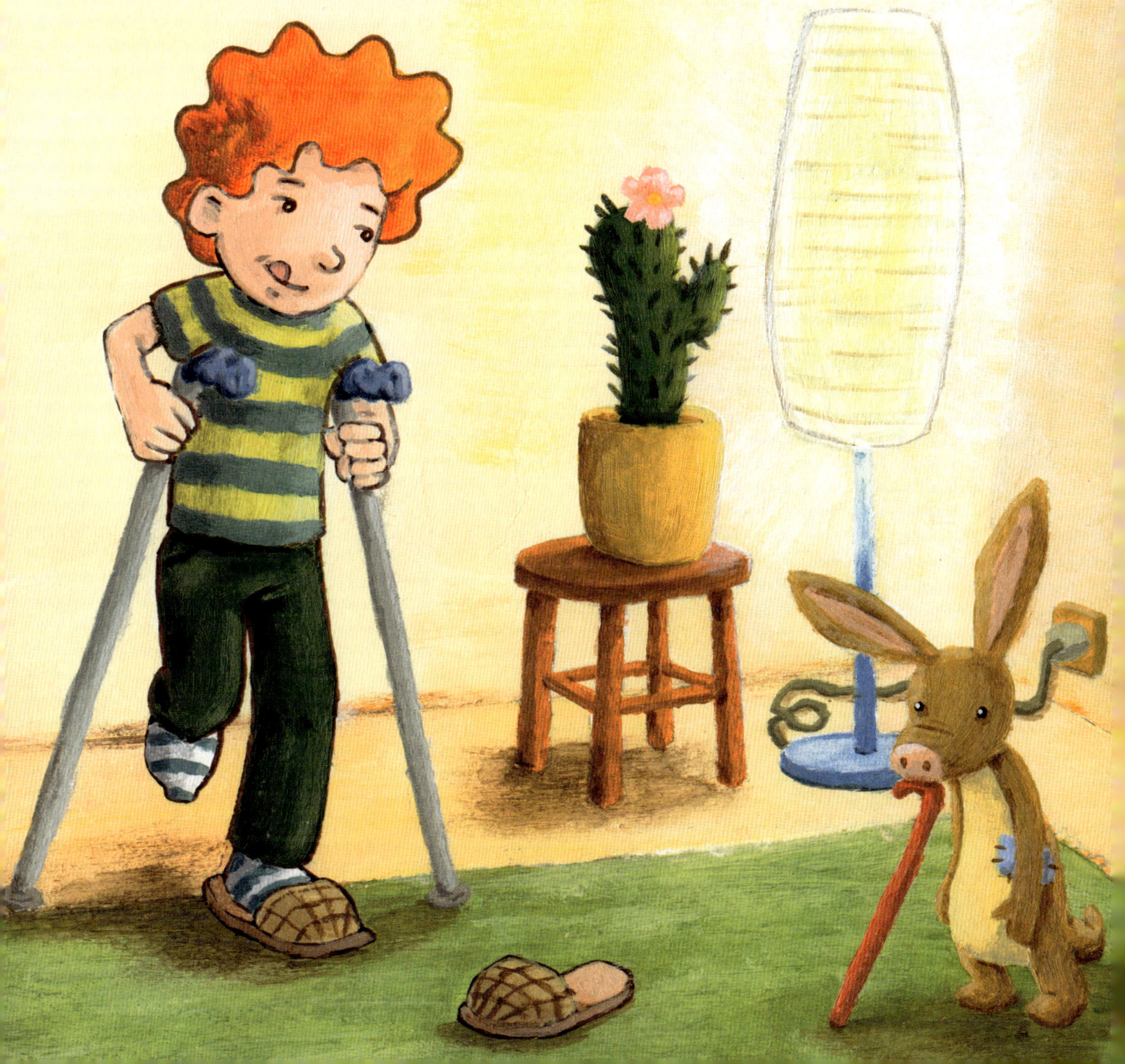

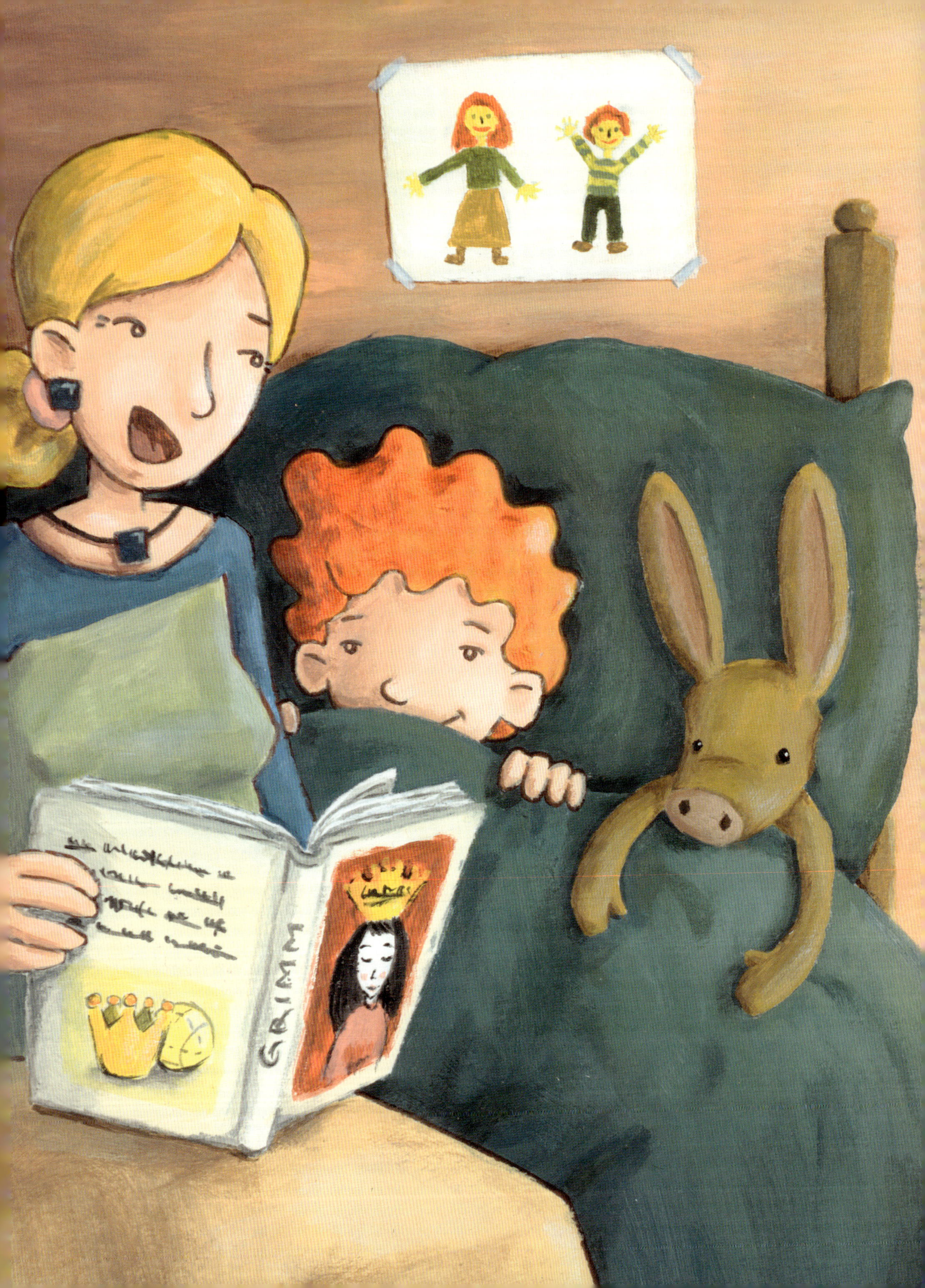
GRIMM

Kati bringt mich ins Bett

Nach dem Essen ist Mama auf dem Sofa eingeschlafen und Kati hat mich ins Bett gebracht und mir noch was vorgelesen. Dann hat sie mit mir über Mamas Krankheit gesprochen.

„Man weiß nie, wann und ob solche Schübe kommen", hat sie mir erklärt. „Es können auch immer unterschiedliche Stellen am Körper betroffen sein, die dann nicht so funktionieren wie normal. Das hängt davon ab, welche Stellen im Kopf entzündet sind."

Der Kopf steuert ja alles, was wir tun. Wenn man MS hat, funktionieren die Informationen oder die Befehle, die der Kopf gibt, nicht mehr so wie sonst, sondern viel langsamer. Wenn die Entzündungen wieder heilen, erholen sich Kopf und Körper und man kann versuchen zu trainieren, bis man wieder fast alles kann, was man auch vorher konnte. Jedenfalls ist das bei Mama immer so gewesen. Es gibt leider auch Menschen mit MS, die sich nicht so gut erholen. Bei denen ist es viel schlimmer als bei Mama.

„Aber", meinte Kati, „jetzt ist es erst einmal genug und wir beschäftigen uns mit dem, was gerade ist, und nicht mit dem, was noch sein kann."

Sie, Mama und Papa würden das auch so machen. Und schließlich hat sie mir noch das Wichtigste gesagt: „Deine Mama wird nicht sterben, irgendwann schon, wie wir alle, aber nicht an MS."

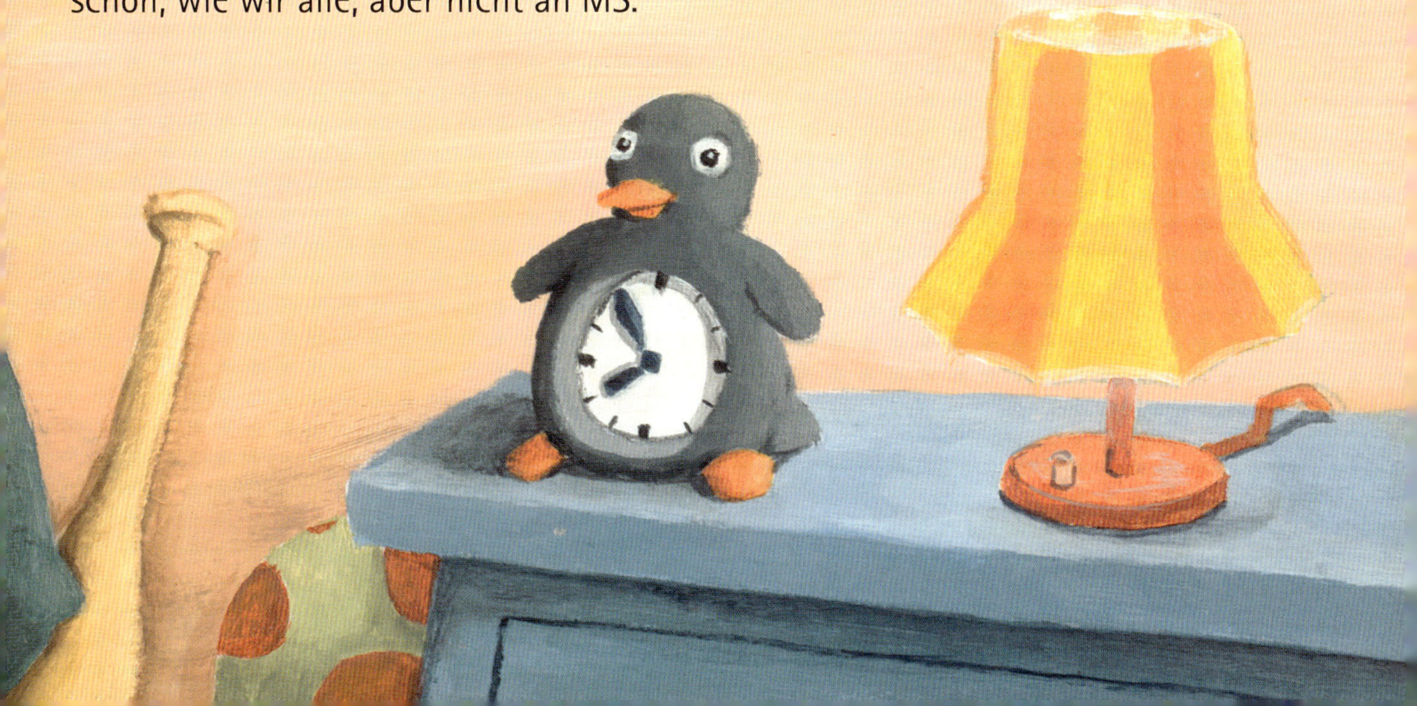

Am nächsten Morgen

Am Morgen darauf bin ich ganz früh wach geworden. Irgendwie war ich ganz durcheinander und habe gedacht, ich hätte das mit Mama nur geträumt.
Ich rannte zu Mama ins Zimmer. Mama war schon wach und hörte Radio.
Ich wollte zu ihr ins Bett kriechen, so wie oft morgens. Aber Mama hielt ihre Decke ganz fest und sagte: „Kriech lieber nicht rein, Überschwemmung!"
Ich wusste nicht, was sie meinte.
„Ich habe ins Bett gemacht, weißt du", sagte sie. „Ich habe einfach zu spät gemerkt, dass ich muss, und es nicht mehr schnell genug zur Toilette geschafft."
Als Kati reingekommen ist, hat sie mich gefragt: „Na, hast du noch deinen Topf und die Windeln?"
Da mussten wir alle lachen. Mama eierte dann mit Kati ins Bad und als sie geduscht war, wollte sie wissen, ob sie noch zu mir ins Bett kommen könnte. „Natürlich lasse ich dein Bett trocken!", versprach sie mir.
Mama hat mir erklärt, dass sie manches nicht so spürt wie sonst. Ihre Hände, vor allem die linke, fühlten sich taub an, und ihre Beine kamen ihr schwer vor. „Hol mir mal eine Stricknadel", bat Mama mich. Mit der Stricknadel zeichnete sie Buchstaben auf meinen Bauch, meine Arme und Beine. Das hat gekitzelt und nur zweimal gepiekt. Dann habe ich das bei Mama gemacht. Sie hatte die Augen geschlossen und sollte mir sagen, wo ich mit der Nadel gerade bin und was ich schreibe. Ich musste ganz schön doll aufdrücken, bis sie etwas spürte. Auf ihrer rechten Seite ging es besser als auf der linken. Ich nahm mir vor, Mama rechts so zu streicheln wie immer und links einfach ein bisschen doller. Mama hatte am Vormittag einen Termin bei ihrer Neurologin. Neurologen sind Ärzte, die untersuchen, wenn was mit den Nerven nicht stimmt. Ich musste mich beeilen, nicht zu spät zur Schule zu kommen. Lukas und sein Papa warteten bestimmt schon unten auf mich.

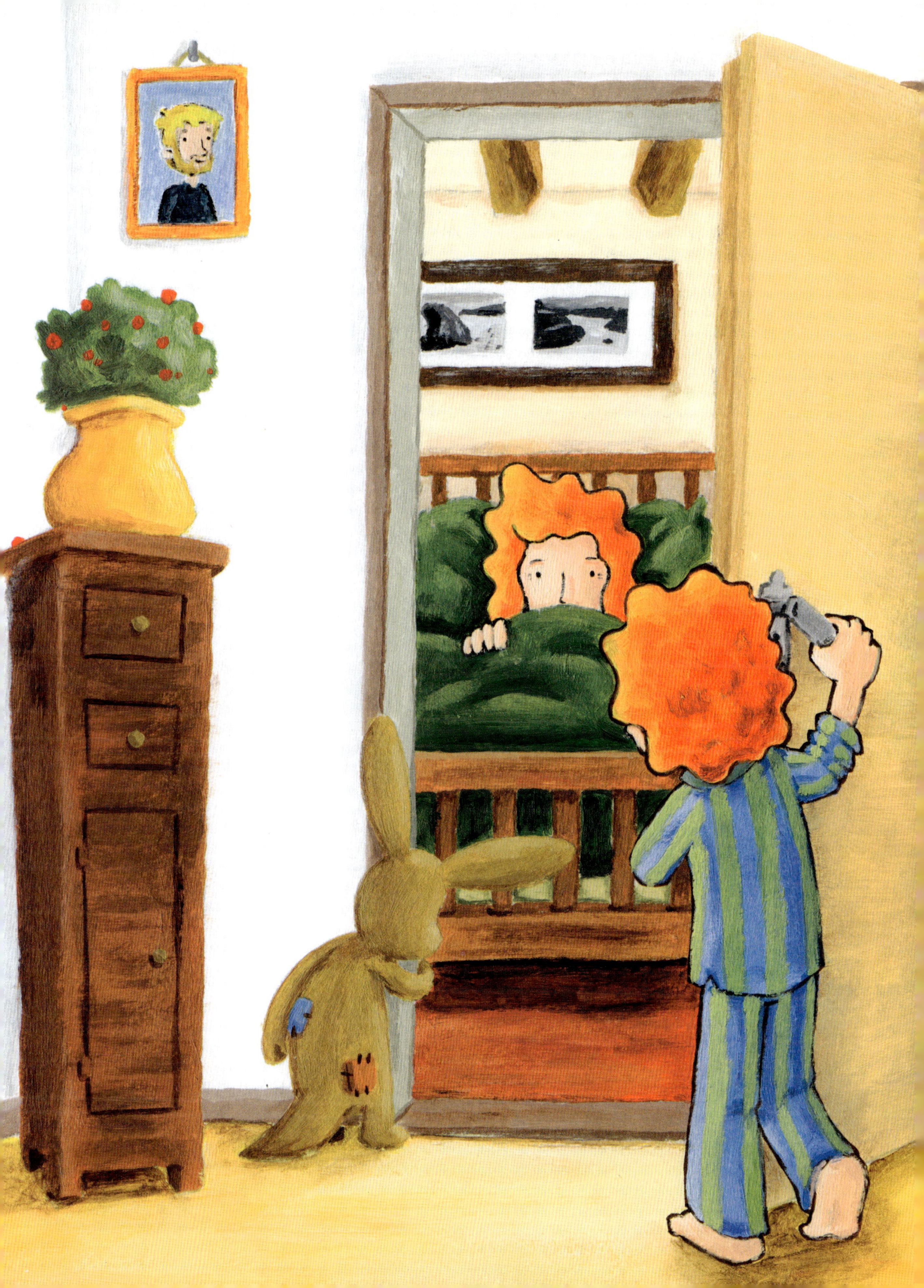

Mit Lukas zur Schule

Lukas und sein Papa wussten irgendwie schon Bescheid.

„Wie geht's euch denn?", fragten sie.

Da wurde mir wieder komisch im Bauch. Ich hatte keine Lust darüber zu reden. Vielleicht wusste ich auch nicht genau, wie es mir ging. Es war schön, dass Mama wieder da war, aber auch traurig, weil es ihr nicht so gut ging. Jedenfalls wollte ich auf keinen Fall erzählen, dass Mama ins Bett gemacht hatte. Vielleicht irgendwann mal Lukas, aber seinem Papa nicht.

„Alles in Ordnung", hab ich gesagt. „Mama ist auf der Rückreise sogar mit dem Flugzeug gekommen."

Dann waren wir zum Glück auch schon an der Schule. Wir hatten Unterricht bei Ludwig, und ich war froh, mal an etwas anderes zu denken, jedenfalls wollte ich das versuchen.

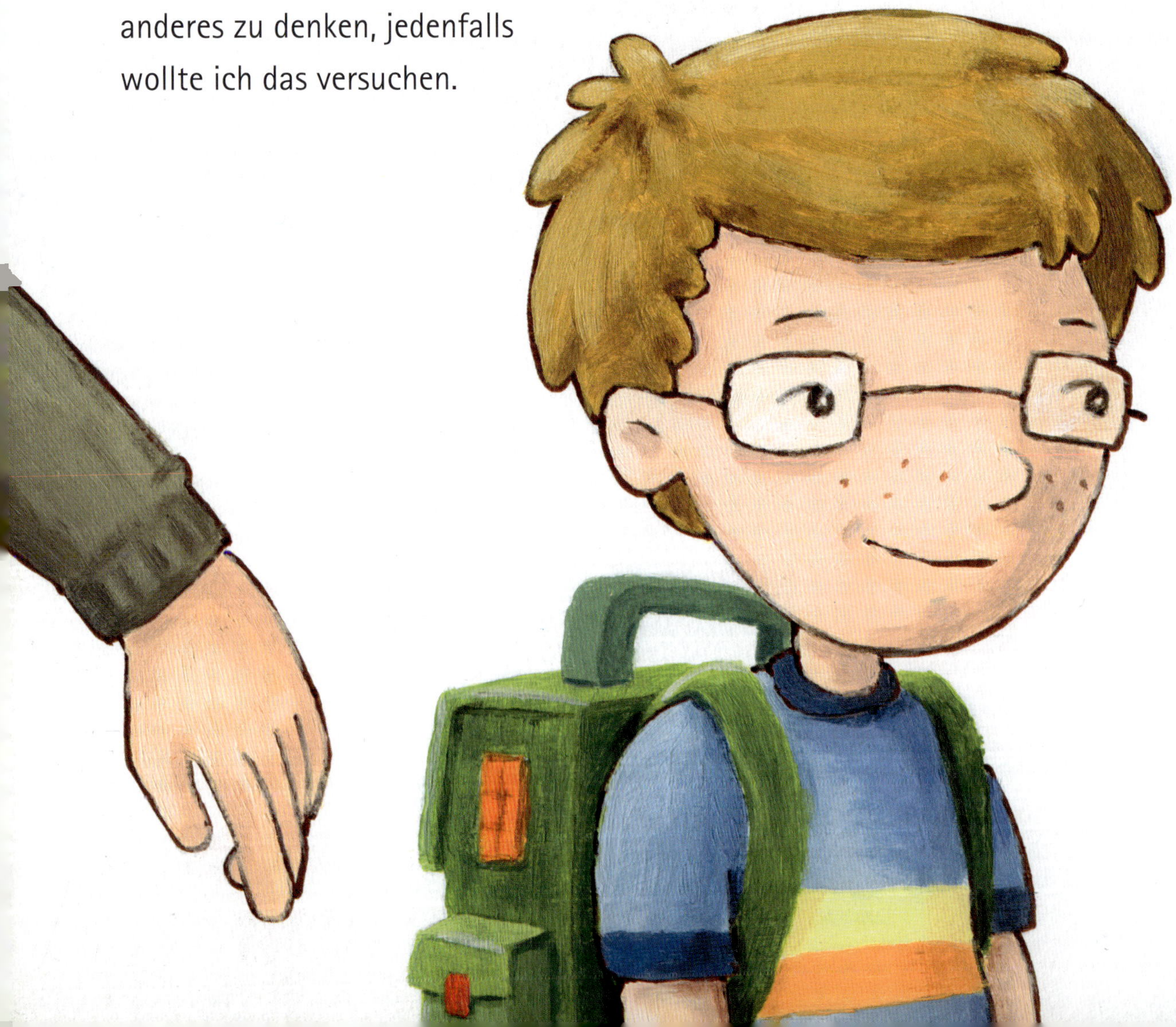

Das würde schon gehen, wenn er wieder eine seiner spannenden Geschichten vorlesen würde.

Opa holt Lukas und mich ab

Nach dem Unterricht wartete Opa vor der Schule. Er holte Lukas und mich ab. Lukas fragte, ob er noch mit zu mir kommen kann, aber heute war mir das zu viel. Lukas war ein bisschen sauer. Aber dann hat Opa vorgeschlagen: „Ich hole euch morgen wieder ab und fahre mit euch ins Schwimmbad." Kati war mit Mama beim Arzt, aber Oma war bei uns. Sie kochte Spagetti, aber ich hatte keinen Hunger. Opa und ich sind nicht gleich in die Küche gegangen, sondern raus auf die Terrasse, um dort über Mama zu sprechen.

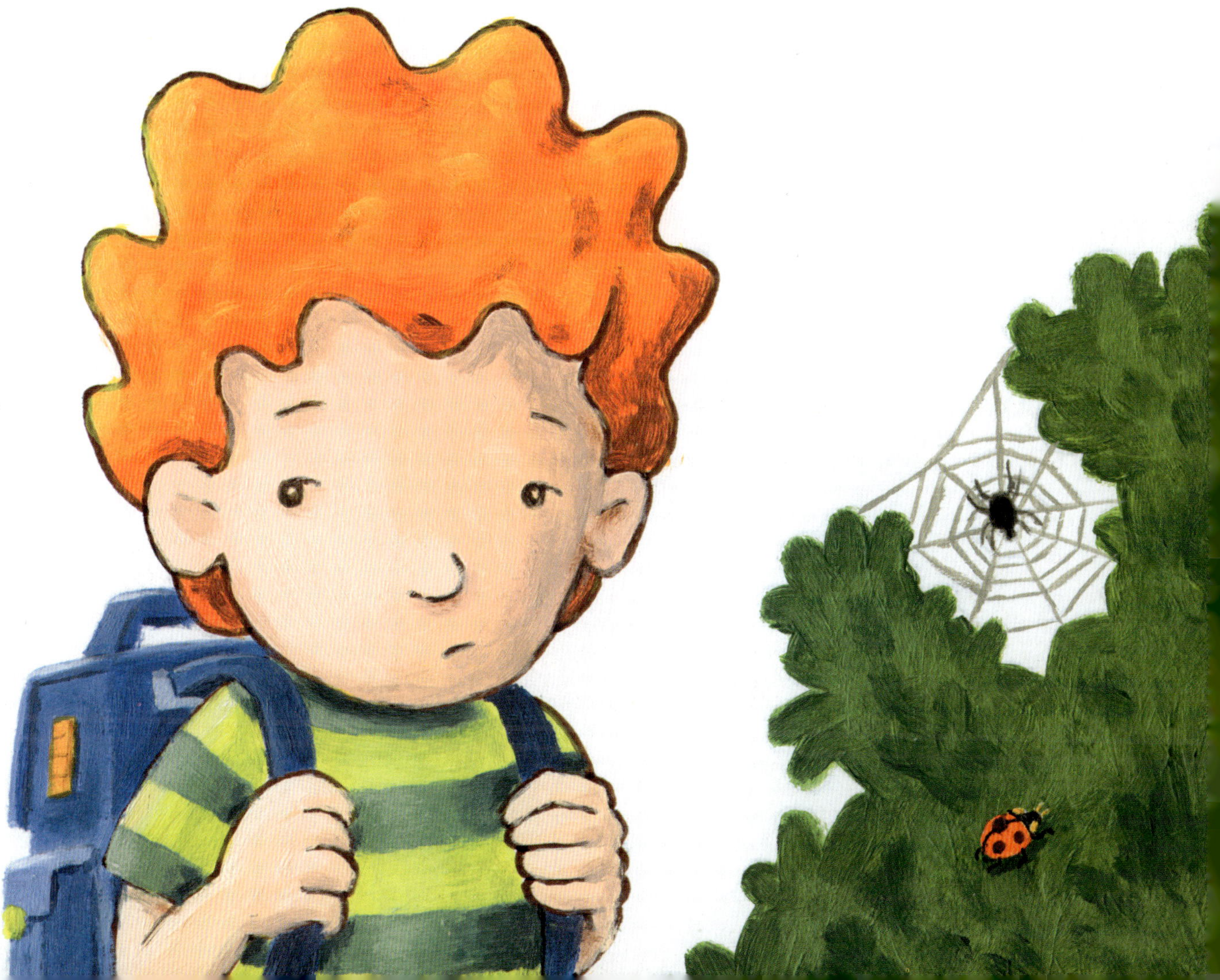

Opa und ich auf der Terrasse

Opa fragte mich, ob ich für ein paar Tage bei ihm und Oma wohnen wollte. Obwohl ich immer gerne bei ihnen bin, wollte ich jetzt lieber bei Mama sein. „Deine Mama", hat Opa mir erzählt, „ist immer ganz wütend und verzweifelt, wenn sie krank ist. So war sie schon immer. Sie konnte es noch nie leiden, wenn sie wie ein rohes Ei behandelt wird."

Das konnte ich verstehen. Trotzdem sollte Mama sich jetzt mehr Ruhe und Pausen gönnen als früher. Opa meinte sogar, Mama solle mal etwas weniger arbeiten. Das wäre zwar schwierig wegen des Geldes, aber das würde schon gehen.

„Deine Mama ist noch jung", sagte Opa, „wenn man aber älter wird, bilden sich die Folgen der Schübe oft nicht mehr so gut zurück. Glaub immer an das Gute, Benjamin", hat Opa mir geraten, „und gib die Hoffnung nicht auf!"

Und ich musste ihm versprechen, dass ich meine Sorgen und meine Angst nie in mich hineinfressen darf, weil ich dann auch krank werde.

„Jetzt wo du hineinfressen sagst, merke ich endlich, dass ich Hunger habe", hab ich gesagt und musste grinsen.

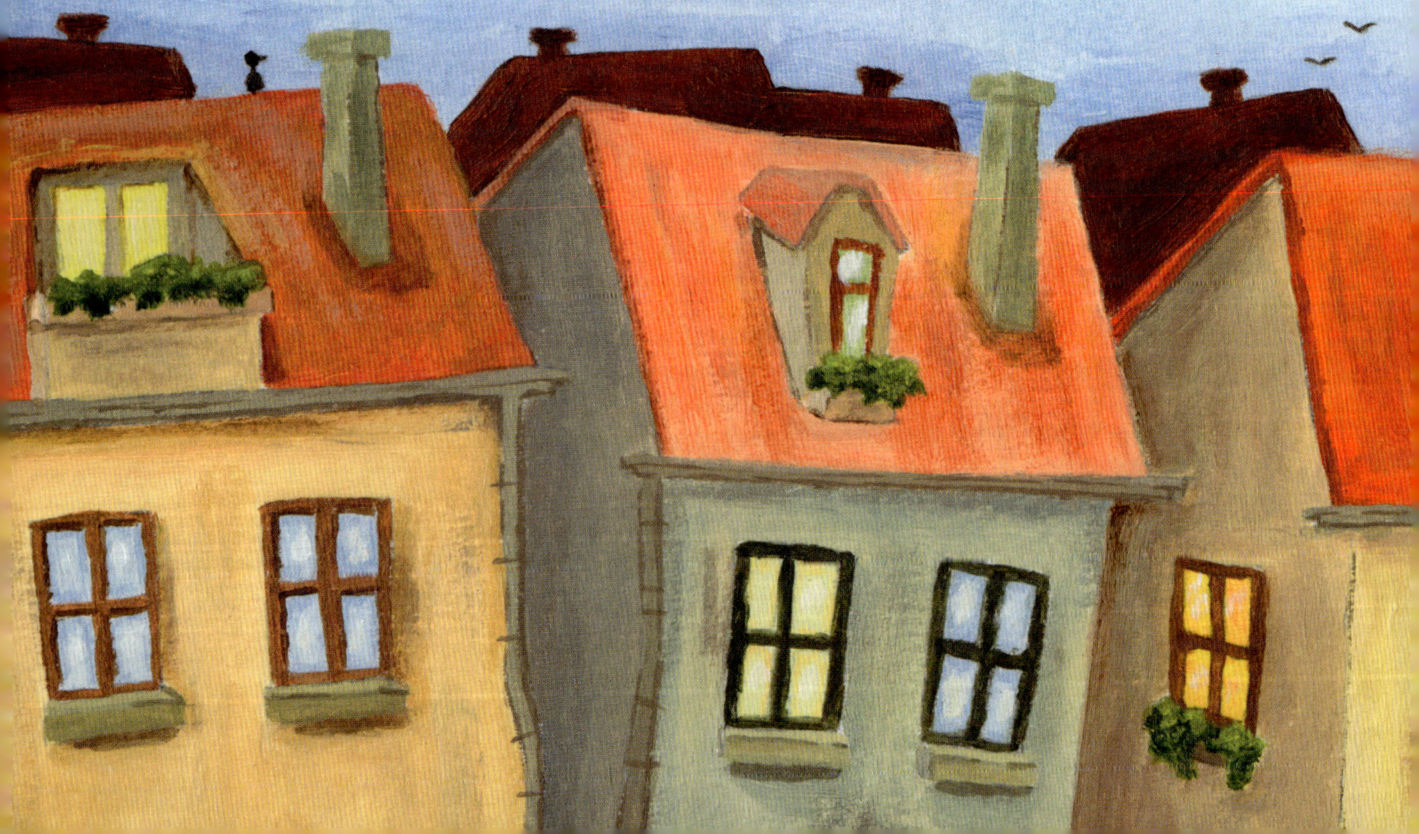

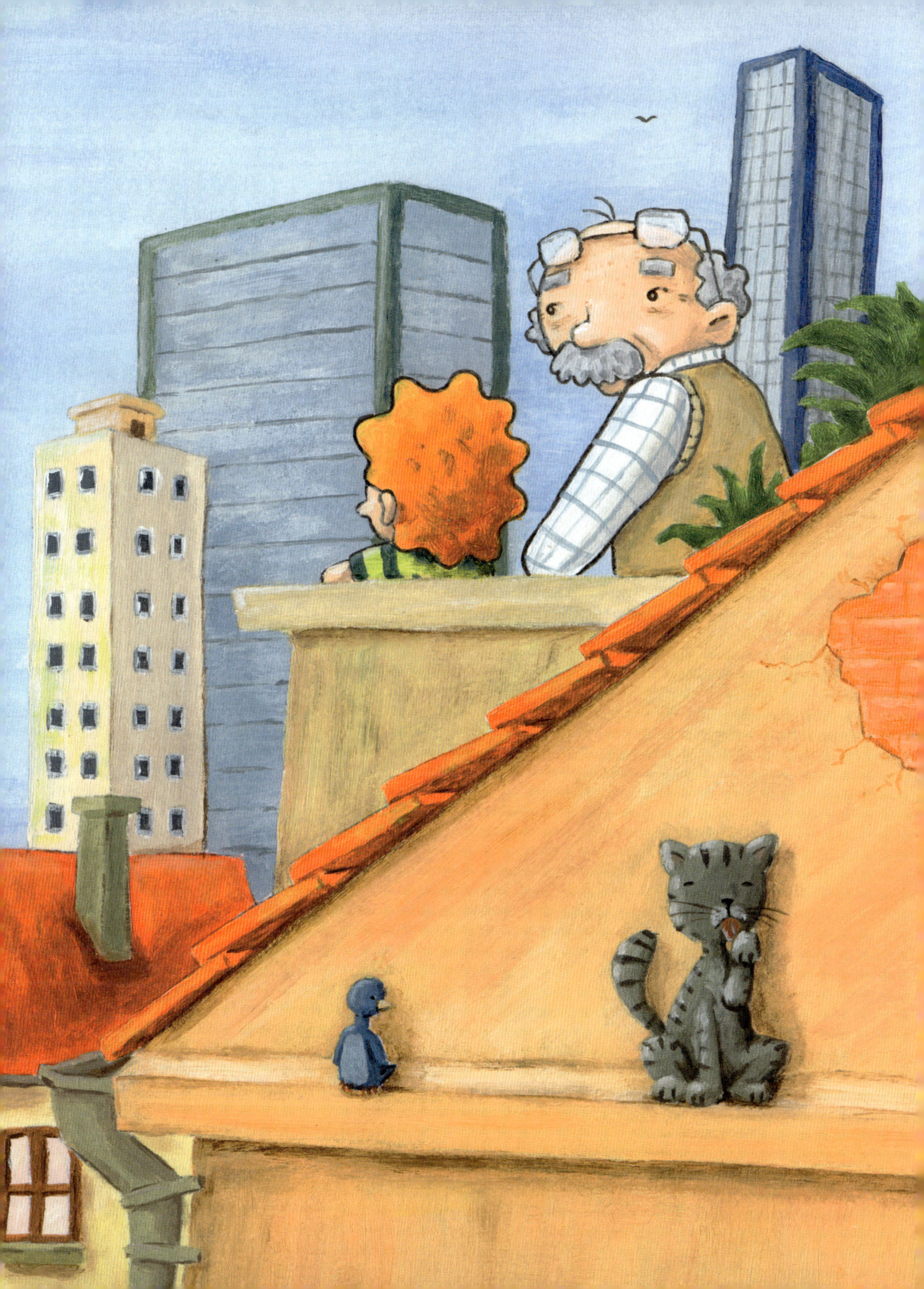

Wir essen zusammen

Ich freute mich riesig Oma zu sehen und auch darüber, dass sie Spagetti gekocht hatte. Als ich mit Opa den Tisch deckte, kam Kati rein. Sie waren schon zurück vom Arzt. Mama war noch im Hausflur und ich rannte ihr entgegen. Mama wäre fast umgekippt, so doll habe ich sie umarmt, aber das war uns beiden ganz egal.

Wir haben dann alle zusammen gegessen.

Alles war fast wie früher. Na ja, fast. Mama hat ganz schön gekleckert, aber sie wurde richtig sauer, als Kati ihr vorschlug, ihr beim Essen zu helfen. Mit Spagetti ist das so, dass man sie nämlich um die Gabel wickeln muss, und das war ganz schön schwierig für Mama.

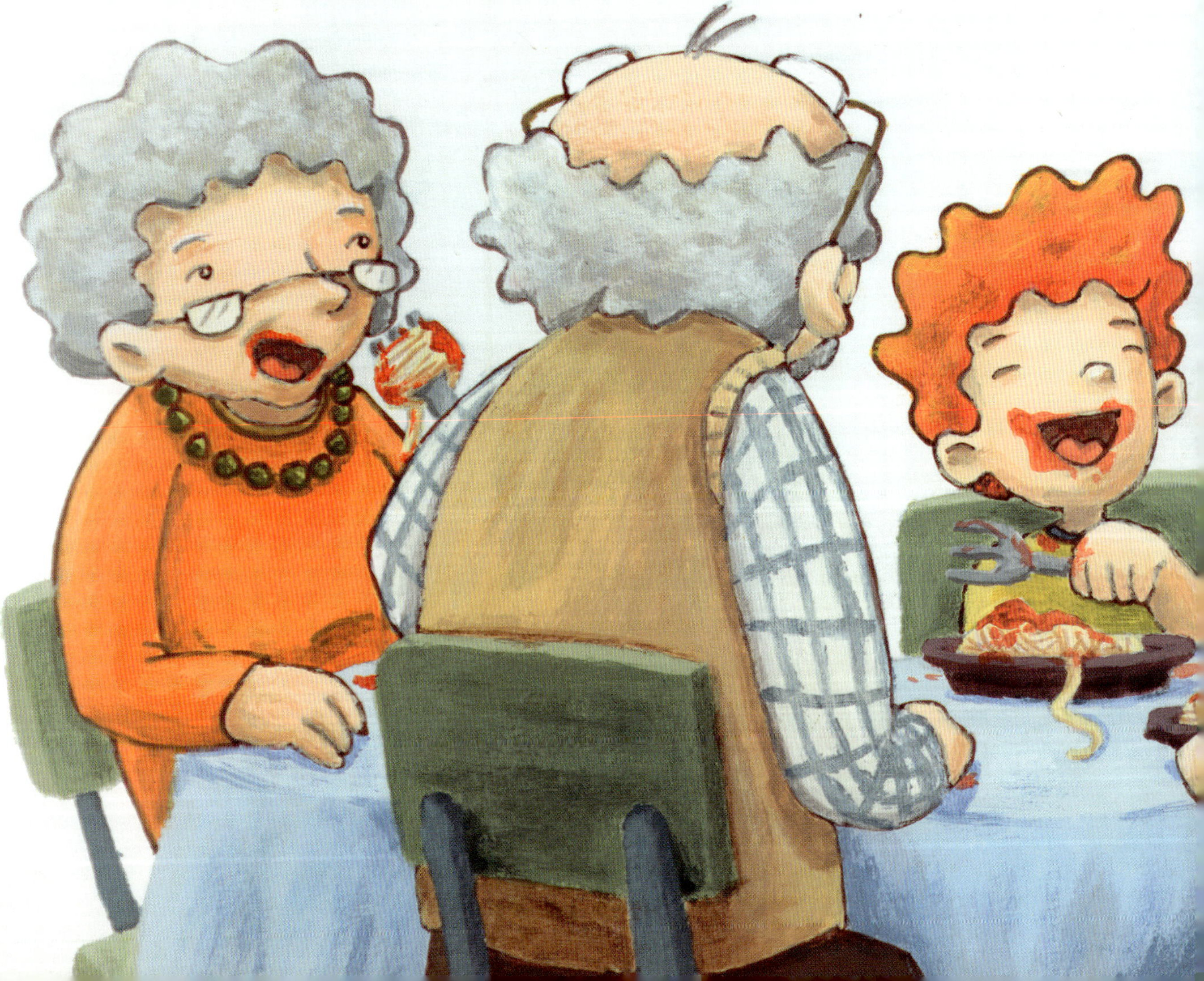

„Wir können ja alle mal mit der linken Hand essen", schlug ich vor, „außer Kati. Du bist Linkshänderin und isst mit rechts."
Da haben wir alle dann ganz schön Schwierigkeiten gehabt und gekleckert, aber für Mama war es nicht mehr so peinlich. Außerdem hat es Spaß gemacht und wir haben gemerkt wie doof es ist, wenn man etwas will und es nicht schafft, obwohl man weiß, dass man es eigentlich kann.

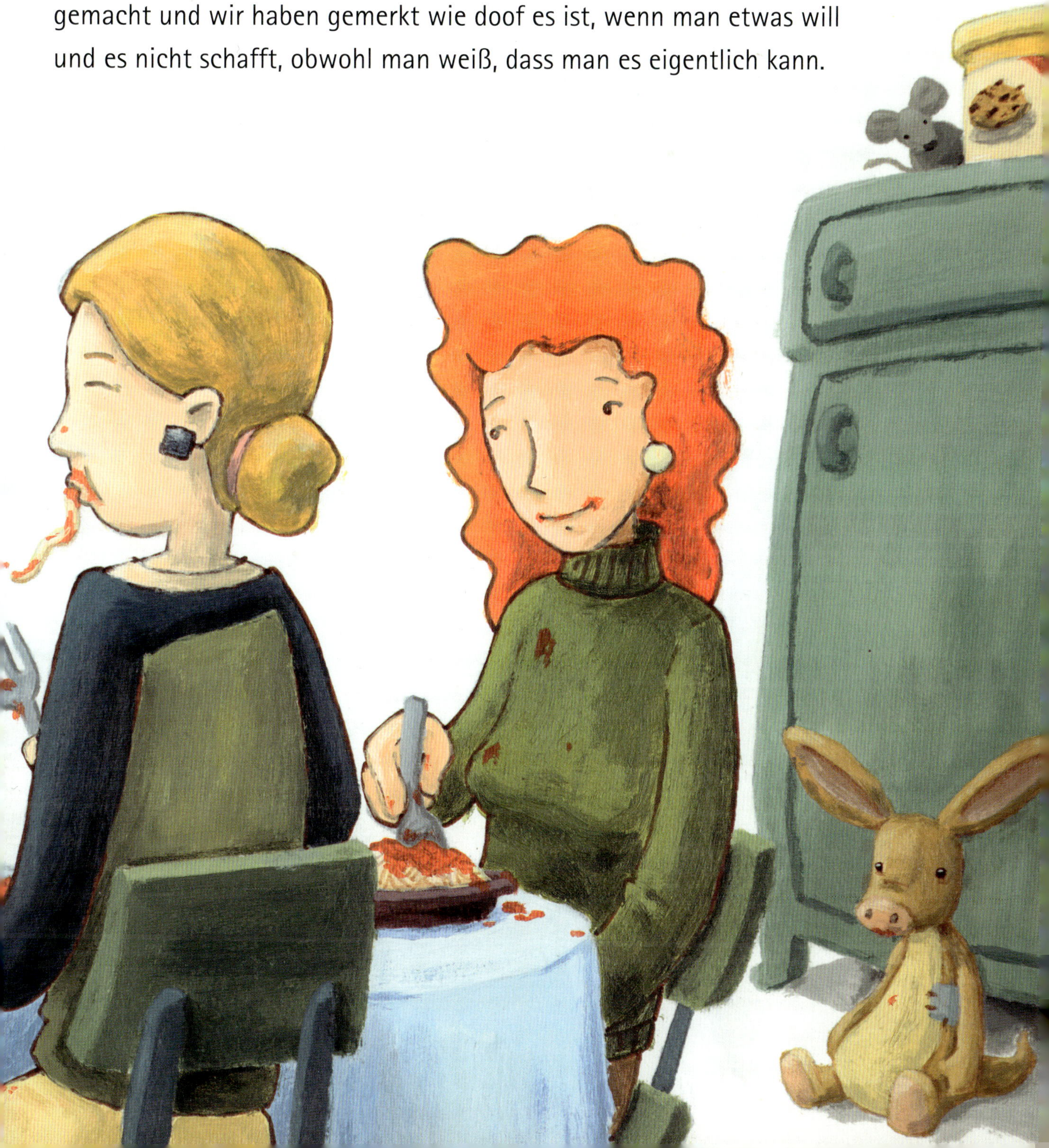

Nach dem Essen

Nach dem Essen sind die anderen alle spazieren gegangen, aber ich war müde und habe mich mit Mama aufs Sofa gelegt. Ich habe meine Pettersson-und-Findus-Lieblingskassette geholt und wir haben sie zusammen gehört. Dabei bin ich dann wohl eingeschlafen.
Als ich wach wurde, hat Mama mich angesehen und gefragt, ob ich morgen mit ihr zum Arzt gehen möchte. „Allerdings kannst du dann nicht in die Schule gehen."
„Wir haben morgen Sport", sagte ich, „aber es ist eine gute Idee."
Mama hat am Abend noch bei Ludwig angerufen und mich entschuldigt.
Bei der Untersuchung morgen wird Mama in eine Röhre geschoben und es werden Bilder von ihrem Kopf gemacht.

Mamas Kopf wird untersucht

Opa holte mich und Mama am Morgen ab. Wir fuhren in eine Praxis, die Mama schon kannte. Mama sagte nicht viel, nur dass sie es nicht mag, in diese Röhre geschoben zu werden, und dass es fast so unangenehm ist wie Fliegen.
Mama war aber noch nicht grün, sie war ganz blass.
Ich hatte mir Bücher mitgenommen, weil Mama sagte, dass die Untersuchung eine Weile dauert. Ich kam aber gar nicht dazu Bücher zu lesen, denn Mama fragte den Arzt, ob ich zusehen könnte.
„Aber sicher", meinte der Arzt, „dagegen habe ich nichts! Sieh mal", hat er zu mir gesagt, „das ist die Röhre in die deine Mama geschoben wird."
Die Röhre sah ein bisschen aus wie eine Rakete und war ganz schön eng. Dann kam eine Arzthelferin, die mit Mama in eine Umkleidekabine ging.

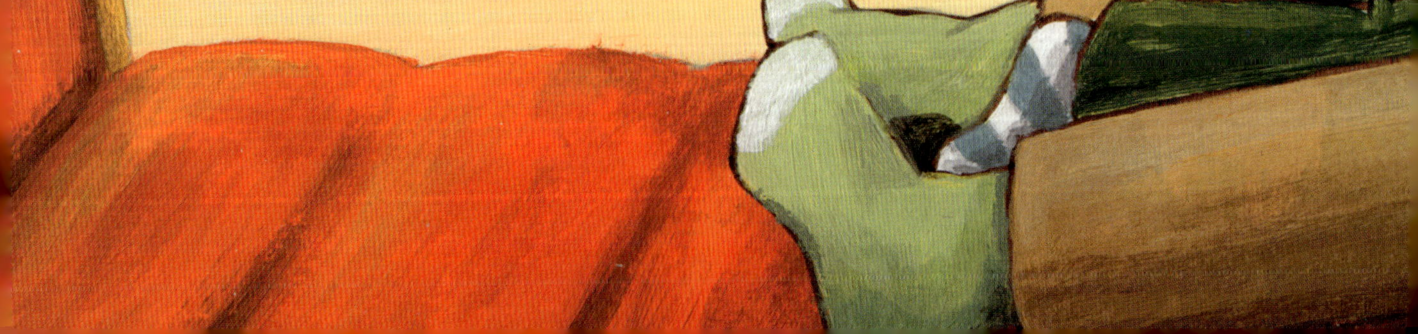

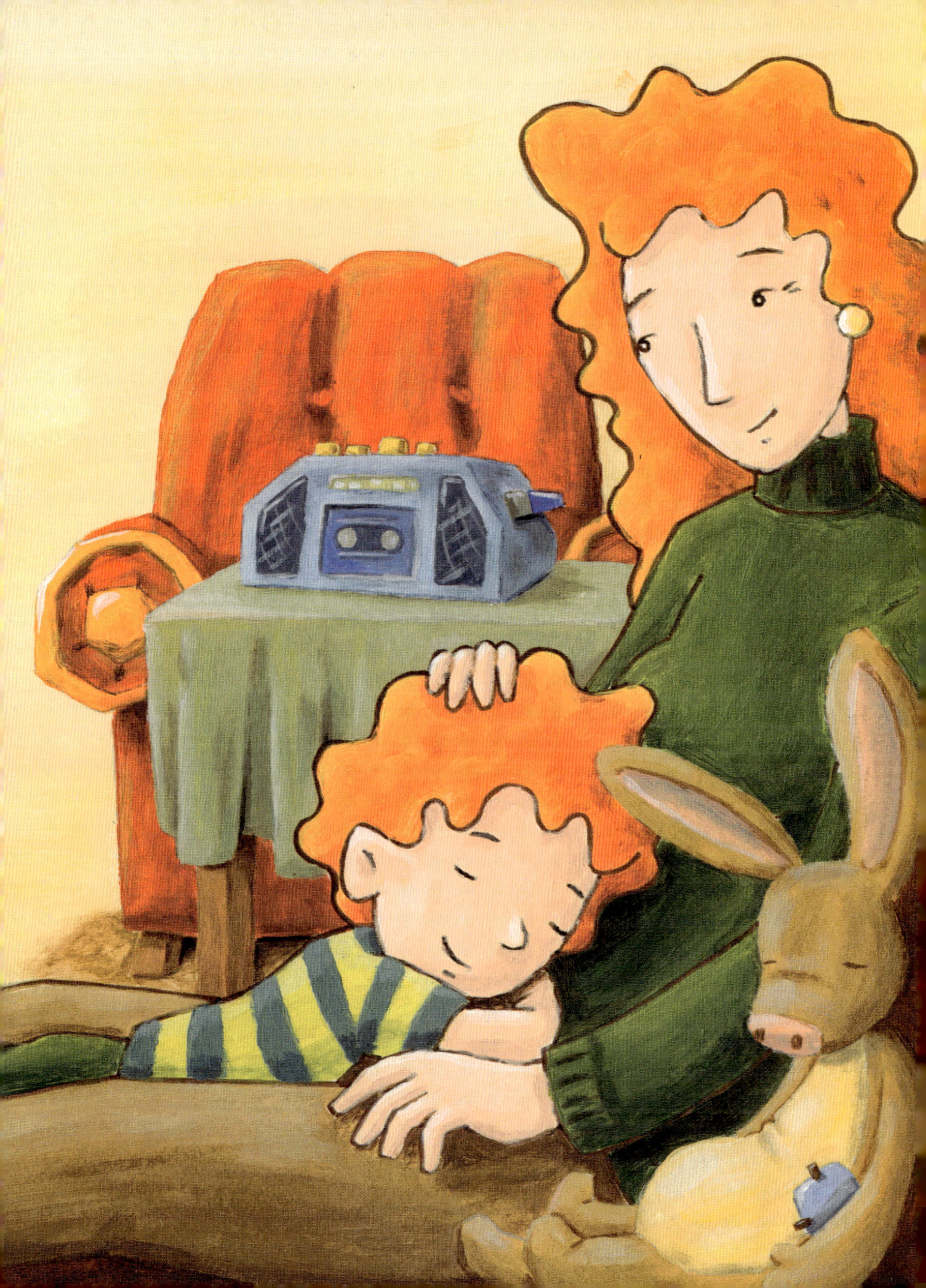

Ich ging mit Opa und dem Arzt in einen anderen Raum. In diesem Raum standen viele Computer und Monitore. Durch eine Scheibe konnte ich sehen, wie Mama in die Röhre geschoben wurde, und mir wurde wieder komisch im Bauch. Die Röhrenmaschine macht einen ziemlichen Krach und Mama hat deswegen auch Kopfhörer mit Musik aufbekommen.
Das auf dem Monitor soll dann ein Bild von Mamas Gehirn gewesen sein. Eigentlich konnte ich nichts erkennen. Die Röhrenmaschine macht Aufnahmen aus vielen unterschiedlichen Richtungen, und die werden dann auf dem Monitor sichtbar gemacht.
Der Arzt sagte der Arzthelferin Wörter, die ich nicht verstand. Dann hat eine andere Arzthelferin Mama noch eine Flüssigkeit in den Arm gespritzt.
„Keine Angst, Benjamin", meinte der Arzt. „Das ist ein Kontrastmittel, damit man besser erkennen kann, wo die alten und die neuen Entzündungen im Kopf von deiner Mama sind."
Als die Untersuchung zu Ende war, fragte mich der Arzt, ob ich etwas wissen möchte. Weil mir immer noch ganz komisch im Bauch war, schüttelte ich den Kopf. „Weißt du, die alten Entzündungen bei deiner Mama sind prima verheilt", hat mir der Arzt erklärt, „aber jetzt sind ein paar neue da, und die machen deiner Mama so einen Ärger."
Die Bilder schickt der Arzt an Mamas Neurologin. Die entscheidet dann mit Mama zusammen, was man unternimmt, damit es Mama bald wieder besser geht.

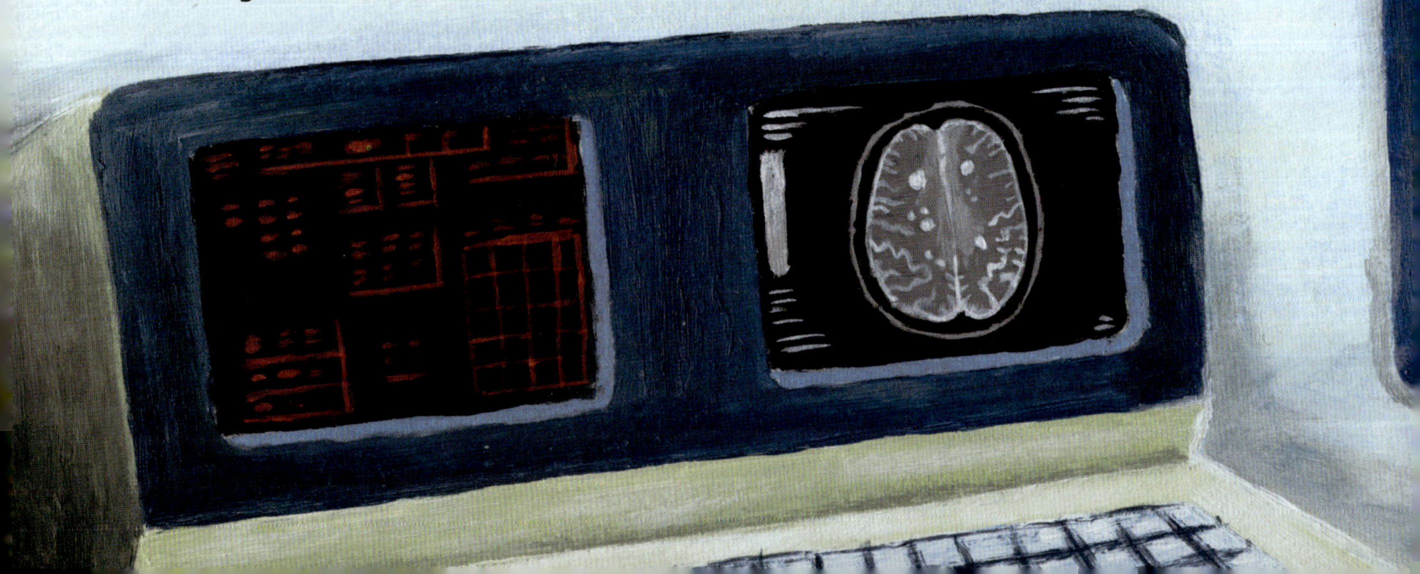

Nach der Untersuchung

Nach der Untersuchung fuhren wir nach Hause. Ich spielte mit Opa eine Runde „Mensch ärgere Dich nicht", bis Oma uns zum Essen rief. Es gab Pizza. Die war für uns alle nicht so schwer zu essen.

Nach dem Essen fuhr ich mit Opa zur Schule. Wir holten Lukas ab und fuhren zum Freibad. Ich fand es schade, dass Mama nicht mitkam. Sie wollte aber lieber Musik hören und etwas schlafen.

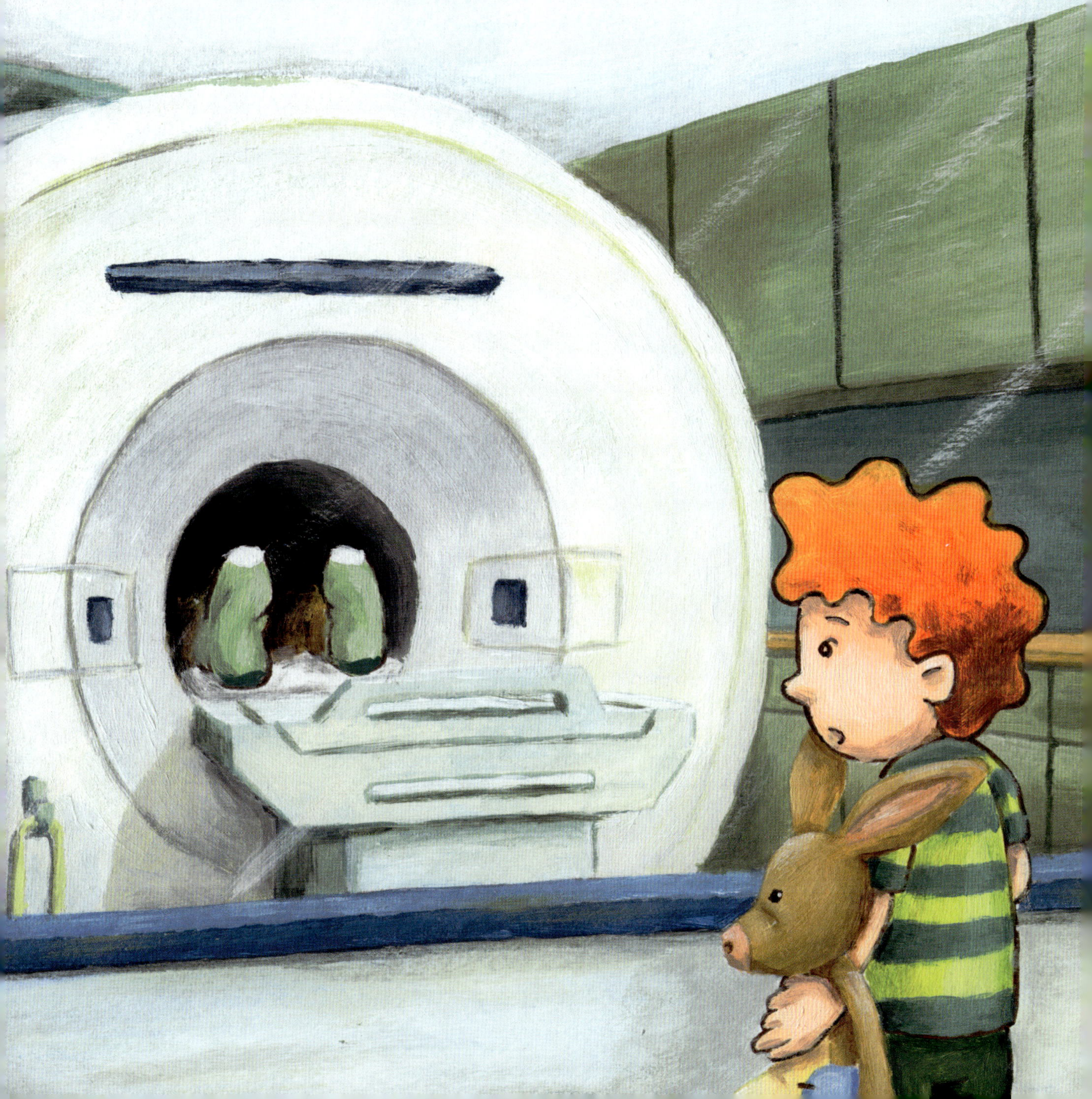

Mit Lukas im Freibad

Als wir ins Freibad kamen, sind Lukas und ich gleich ins Wasser gesprungen.
Opa hat uns die Luftmatratze aufgepustet und brachte sie uns hinterher.
Es war herrlich im Wasser.
Dann saß ich mit Lukas auf der Luftmatratze und er fragte mich natürlich, warum ich heute nicht in der Schule gewesen bin.
„Also, ja, ich hatte, ähm, ich hatte Bauchweh", hab ich rumgedruckst.
Lukas sah mich ganz ärgerlich an, und ich sprang besser erstmal wieder ins Wasser. Im Wasser bekam ich dann tatsächlich Bauchschmerzen.
Ich schwamm zur Luftmatratze zurück und hielt mich am Rand fest.

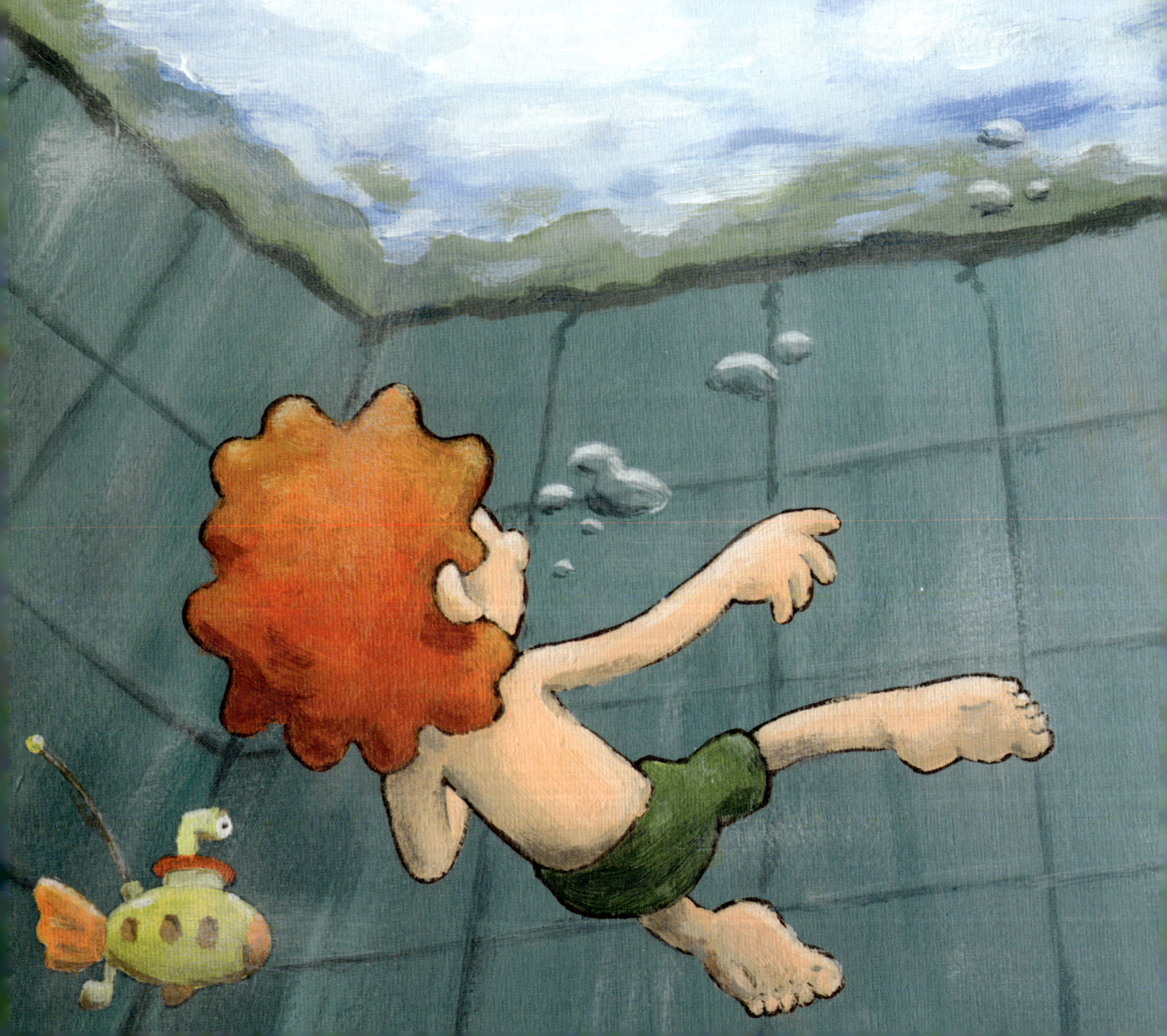

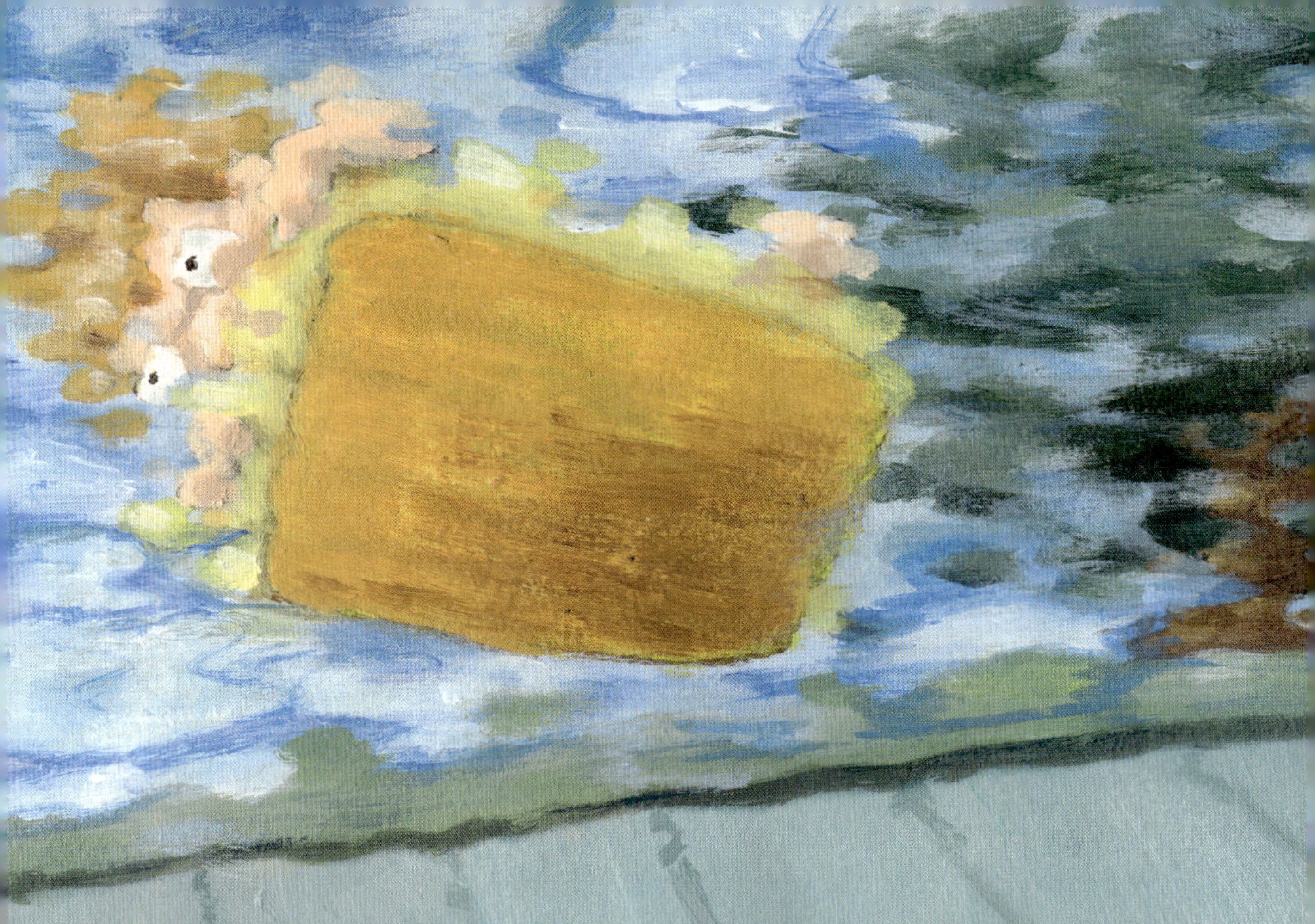

Lukas war irgendwie immer noch sauer. „Ich weiß, dass deine Mama krank ist! Warum willst du nicht mit mir darüber reden? Ich bin doch dein Freund! Und deine Mutter mag ich auch gerne!"
Ich fing an zu weinen. Lukas zog mich hoch auf die Luftmatratze und sagte: „Ehrlich, ich habs nicht böse gemeint. Aber sieh mal, ich bin dein Freund, und da will ich dir und deiner Mama helfen!"
Ich habe Lukas dann zuerst von der Untersuchung erzählt. Und dann hab ich ihm alles gesagt: „Mama kann auch nicht richtig laufen und ihre Hände machen nicht das was sie sollen und sie hat ins Bett gemacht."
Lukas hat zum Glück nicht gelacht, als ich ihm das mit dem Bett erzählt habe. „Ich möchte deine Mama gerne besuchen!", sagte er und ich fand, dass das eine gute Idee war. Dann schwammen wir zurück und spielten Fußball.
Ich war froh, dass ich Lukas alles gesagt hatte.

Ein Storch auf einem Bein

Als ich nach Hause kam, war Mama ganz gut gelaunt. Sie saß mit Kati vor dem Computer und diktierte ihr einen Brief. Sie sagte, dass sie den Höhepunkt ihres Schubs offenbar überstanden hätte.

„Jetzt sehe ich nicht mehr alles doppelt. Das ist ein gutes Zeichen!"

Dann ist sie aufgestanden und hat mir gezeigt, dass sie auf dem rechten Bein stehen konnte ohne sich festzuhalten. „Und wenn mir das mit dem linken Bein auch gelingt", meinte sie, „ist alles wieder gut. Allerdings kann das noch ein bisschen dauern, und solange muss Kati auf jeden Fall noch für mich tippen."

Dass es Mama wirklich wieder besser ging, merkte ich, als sie mich an meine Hausarbeiten erinnerte. Mama wünschte sich außerdem, dass ich ihr heute Abend eine Geschichte vorlesen sollte. So viel Lust wie heute hatte ich dazu schon lange nicht mehr.

Noch ein anderer Morgen

Ich kuschelte mit Mama im Bett. Als es Zeit zum Aufstehen war, versuchte Mama erst auf dem rechten und dann auf dem linken Bein zu stehen.

Sie wackelte zwar, aber auf dem rechten Bein klappte es. Links leider nicht.

Mama fiel ganz langsam zur Seite. Ich habe mich ziemlich erschrocken.

„Meine beste Vorstellung war das noch nicht", meinte Mama. „Ich hoffe aber, dass du trotzdem noch mal zugucken kommst?"

Ich musste lachen und war froh, dass Mama immer noch Witze machte.

Wir frühstückten dann und Kati brachte mich zur Schule.

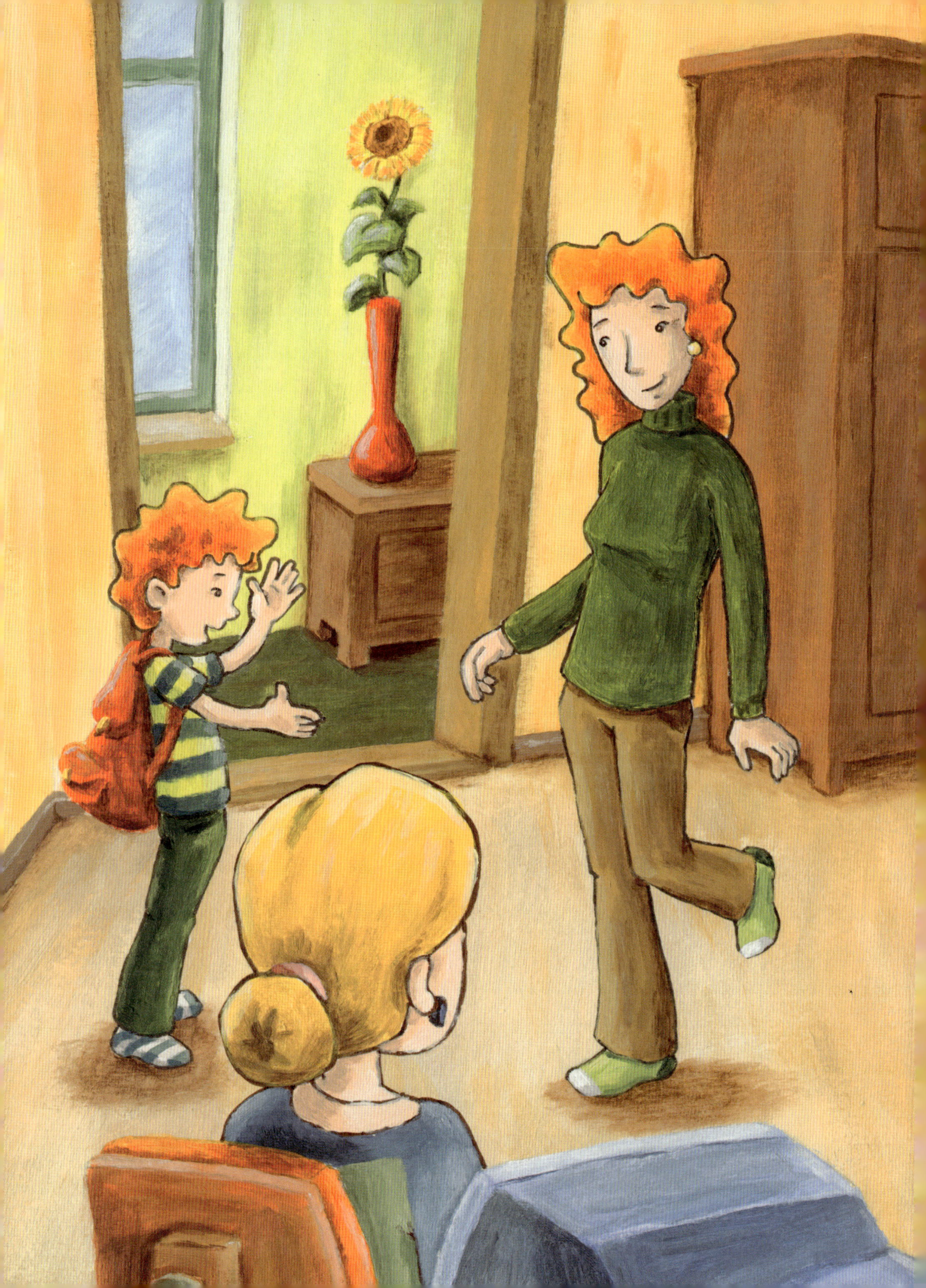

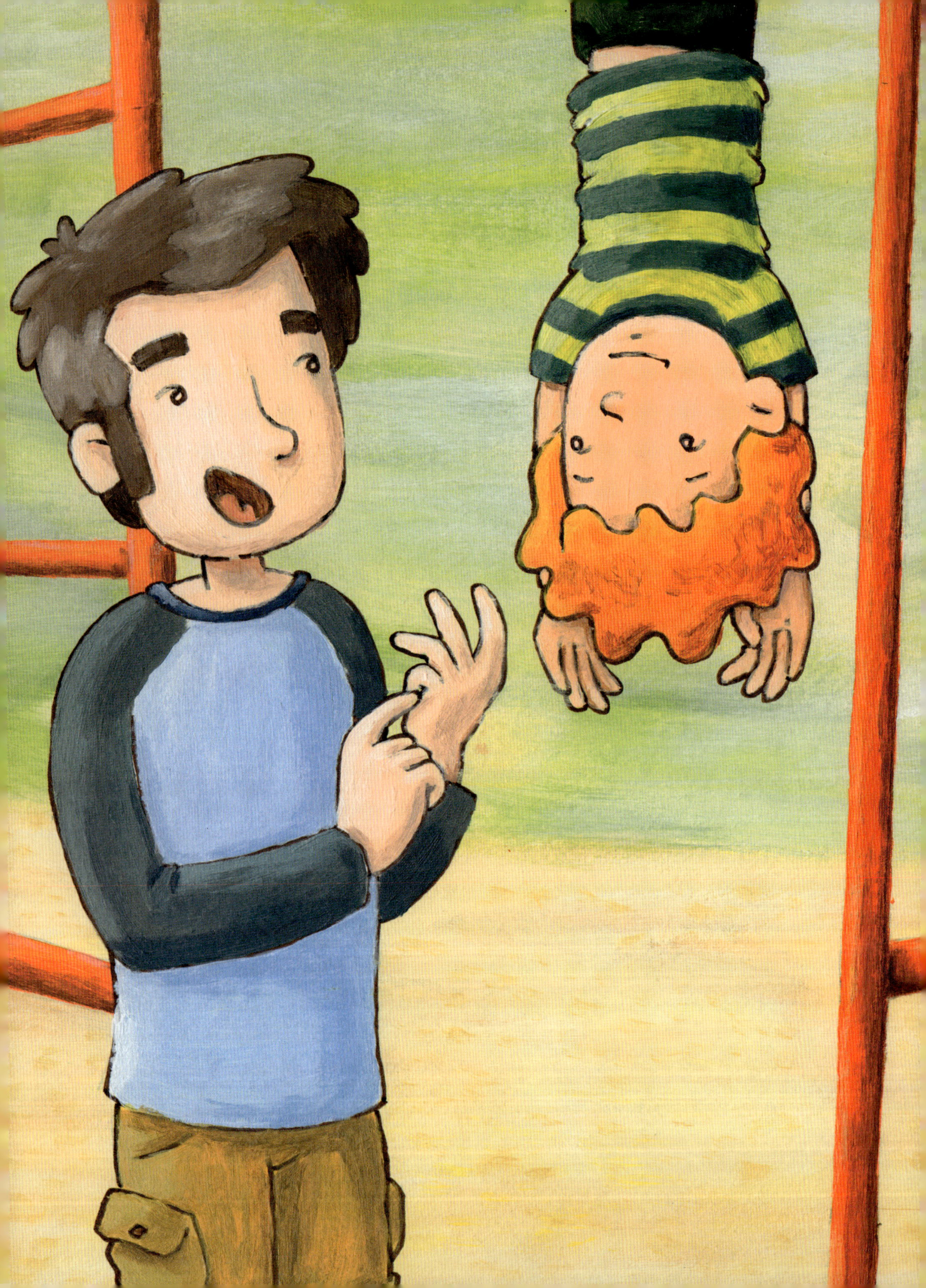

Ludwig hat eine Idee

In der großen Pause beim Klettern kam Ludwig zu mir und wollte mit mir reden. Zuerst wollte er wissen, wie es Mama und mir geht. Ich bekam wieder das komische Gefühl im Bauch, diesmal aber nicht so stark wie sonst.

„Benjamin", hat mich Ludwig gefragt, „kannst du dir vorstellen, vor der Klasse über die Krankheit deiner Mama zu reden? Ich helfe dir auch dabei. Wir könnten zusammen eine Stunde über MS und andere Krankheiten machen. Wir könnten darüber reden und herausfinden, was es bedeutet, wenn jemand aus der Familie krank wird. Christines Vater zum Beispiel ist taub."

Das hatte ich gar nicht gewusst. Mit Christine hatte Ludwig schon gesprochen, und sie wollte uns zeigen und erklären, wie sie sich mit ihrem Vater unterhält, obwohl der sie ja nicht hören kann. Allen aus meiner Klasse von Mamas Problemen zu erzählen, kam mir schon komisch vor.

„Überleg dir das in Ruhe", meinte Ludwig. „Du musst das nicht machen, wenn du nicht willst. Und mit deinen Klassenkameraden rede ich ohne dein Einverständnis natürlich nicht darüber."

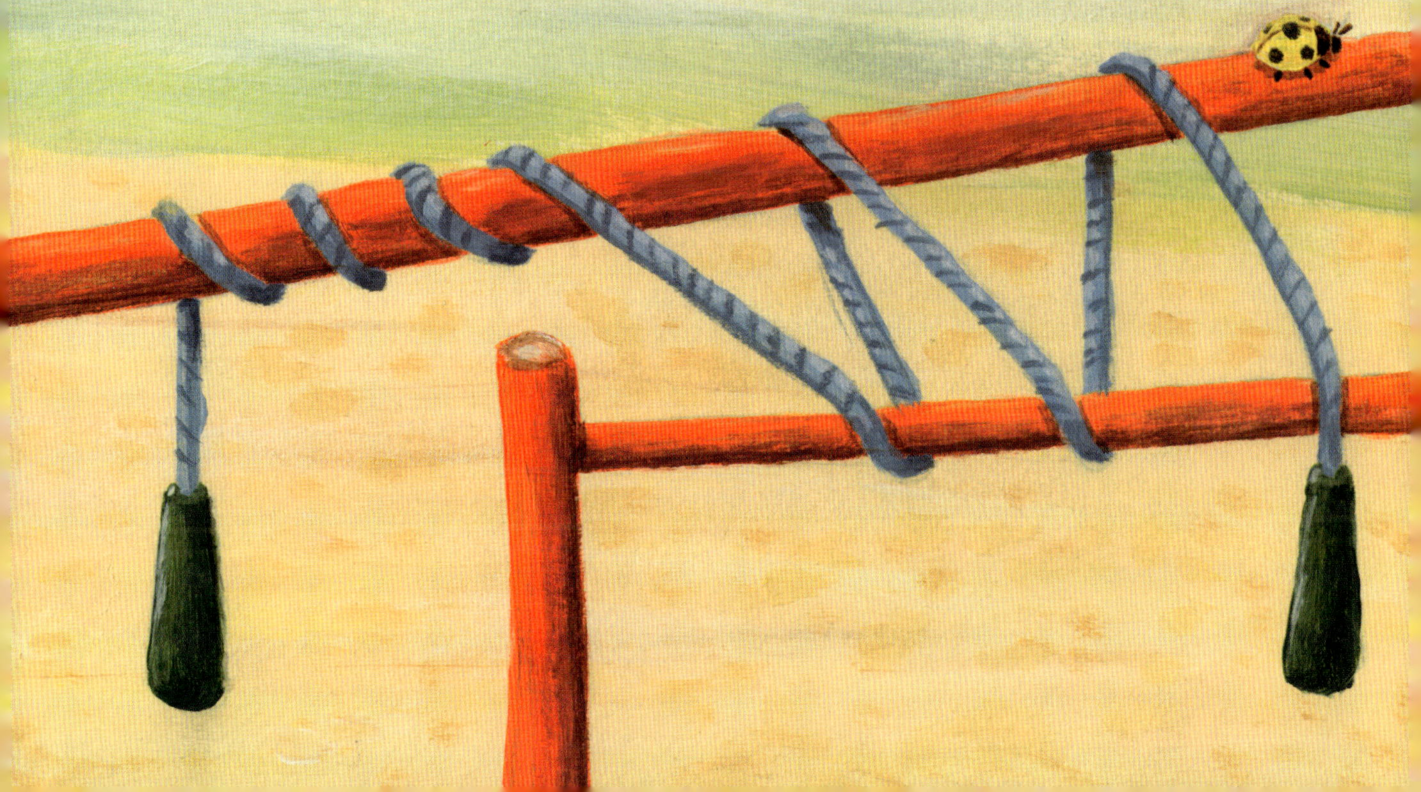

Das Referat

Ich hatte über Ludwigs Vorschlag nachgedacht. Lukas hielt das für eine gute Sache und auch Mama hat gesagt: „In Ordnung. Aber als lebendes Modell möchte ich nicht mit in die Schule kommen."

Ich wusste nicht, wie und was ich meiner Klasse über MS erzählen sollte, deshalb ging ich zu Kati. Meistens fällt ihr zu jedem Problem eine Lösung ein. Kati wollte mir sofort helfen.

Erst kauften wir ein Eis und dann gingen wir gemeinsam in die Stadtbibliothek. Sie las ganz viel von dem, was sie in den Büchern über MS finden konnte, und ich sah mir alte Tim-und-Struppi-Hefte an. Es dauerte eine ganze Weile, bis sie fertig war. Dann half ich ihr beim Kopieren. Wir kopierten Bilder aus Büchern, die so ähnlich aussehen, wie die Bilder von Mamas Kopf bei der Untersuchung.

Zu Hause haben wir uns Eistee gemacht und uns in mein Zimmer zurückgezogen, um das Referat für meine Klasse vorzubereiten. Kati hat mir alles erzählt, was sie über MS herausgefunden hat. Das war spannend.

„Unser Gehirn ist die Schaltzentrale für alles, was wir tun", hat Kati mir erklärt. „Auch für alles, was wir denken, fühlen, sehen und hören. Unser Gehirn sendet und empfängt Signale durch die Nervenbahnen, die durch unseren ganzen Körper führen. Normalerweise wird das Signal ganz schnell durch den Nerv gesendet. Die MS beschädigt aber die Schutzschicht, die den Nerv umgibt, und deswegen wird das Signal viel langsamer übertragen. Wenn im Gehirn, der Schaltzentrale, alles in Ordnung ist, kann man sich das so vorstellen, als ob man auf den Lichtschalter drückt und gleich geht das Licht an. Hat man einen Schub, dann ist das Stromkabel, also die Leitung für die Nerven, an einigen Stellen kaputt. Das Licht flackert oder geht gar nicht mehr an."

Ich glaube, jetzt habe ich Mamas Krankheit ganz gut verstanden.

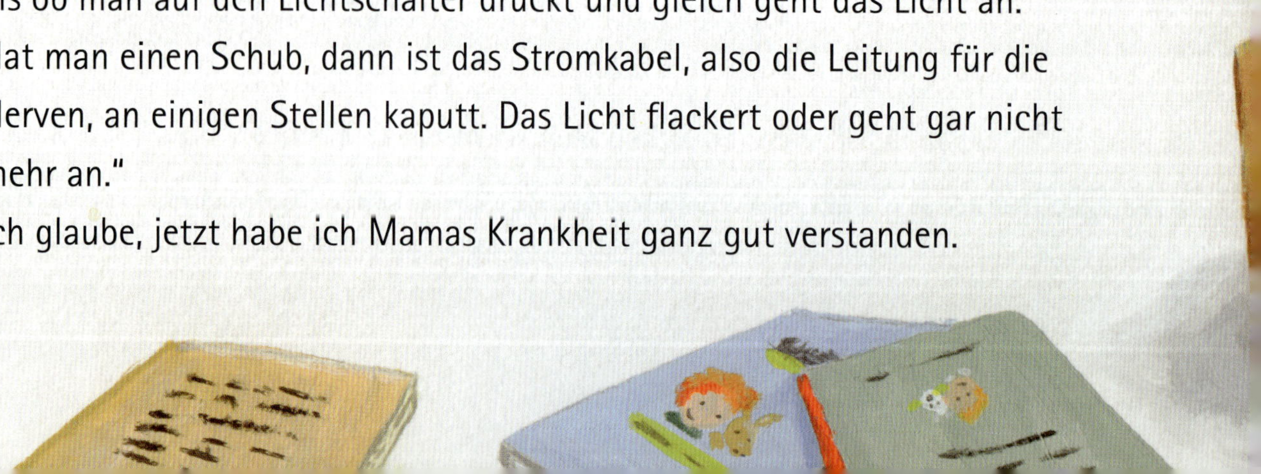

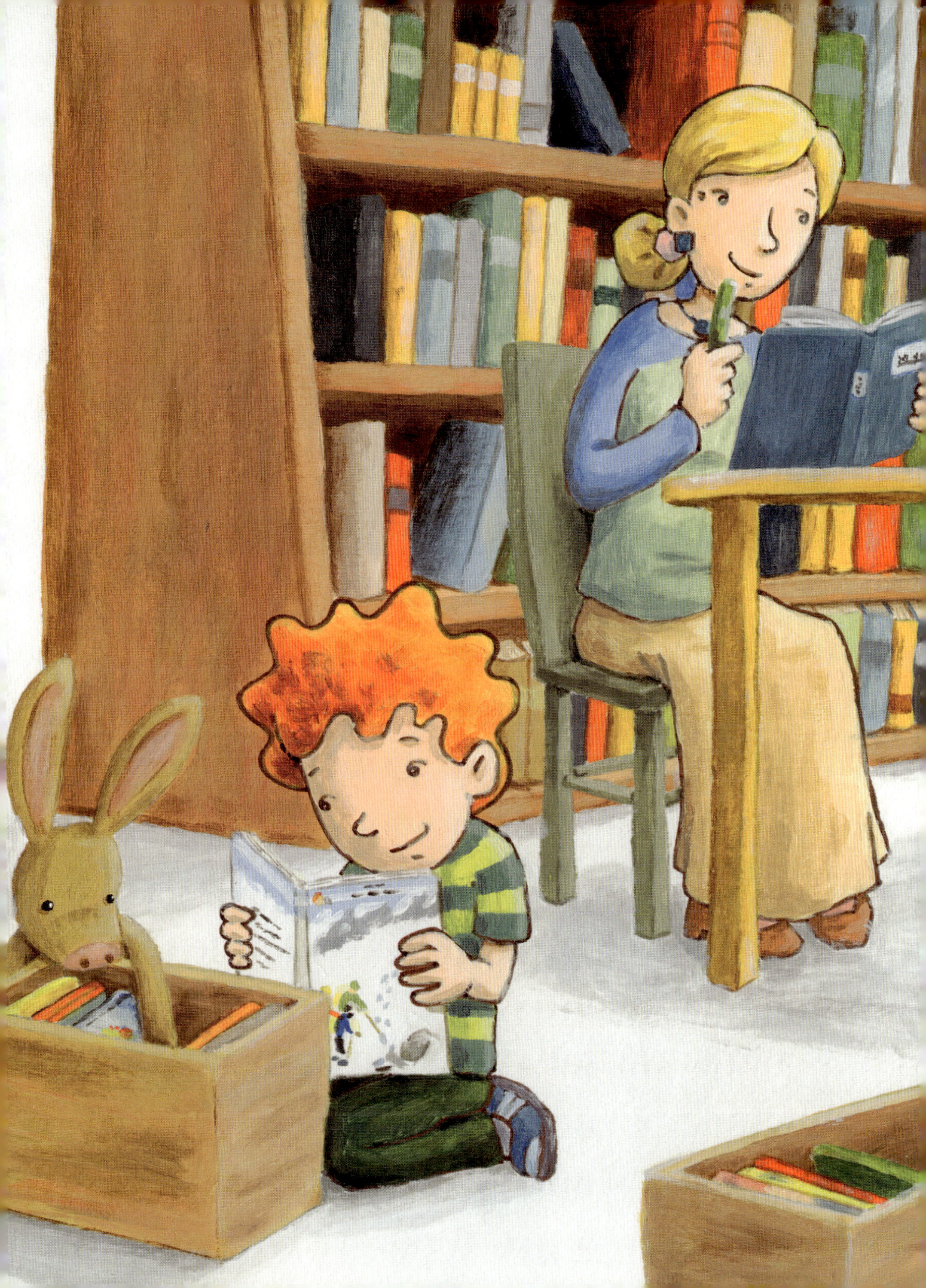

In der Schule

Ich bin noch immer ganz aufgedreht. Heute habe ich mein Referat über MS vor der Klasse gehalten. Es war ziemlich anstrengend. Manche haben dazwischengequatscht, andere haben mir Fragen gestellt, die ich nur so ungefähr beantworten konnte. Aber es war trotzdem eine tolle Stunde. Ludwig hat mir ganz doll gratuliert.

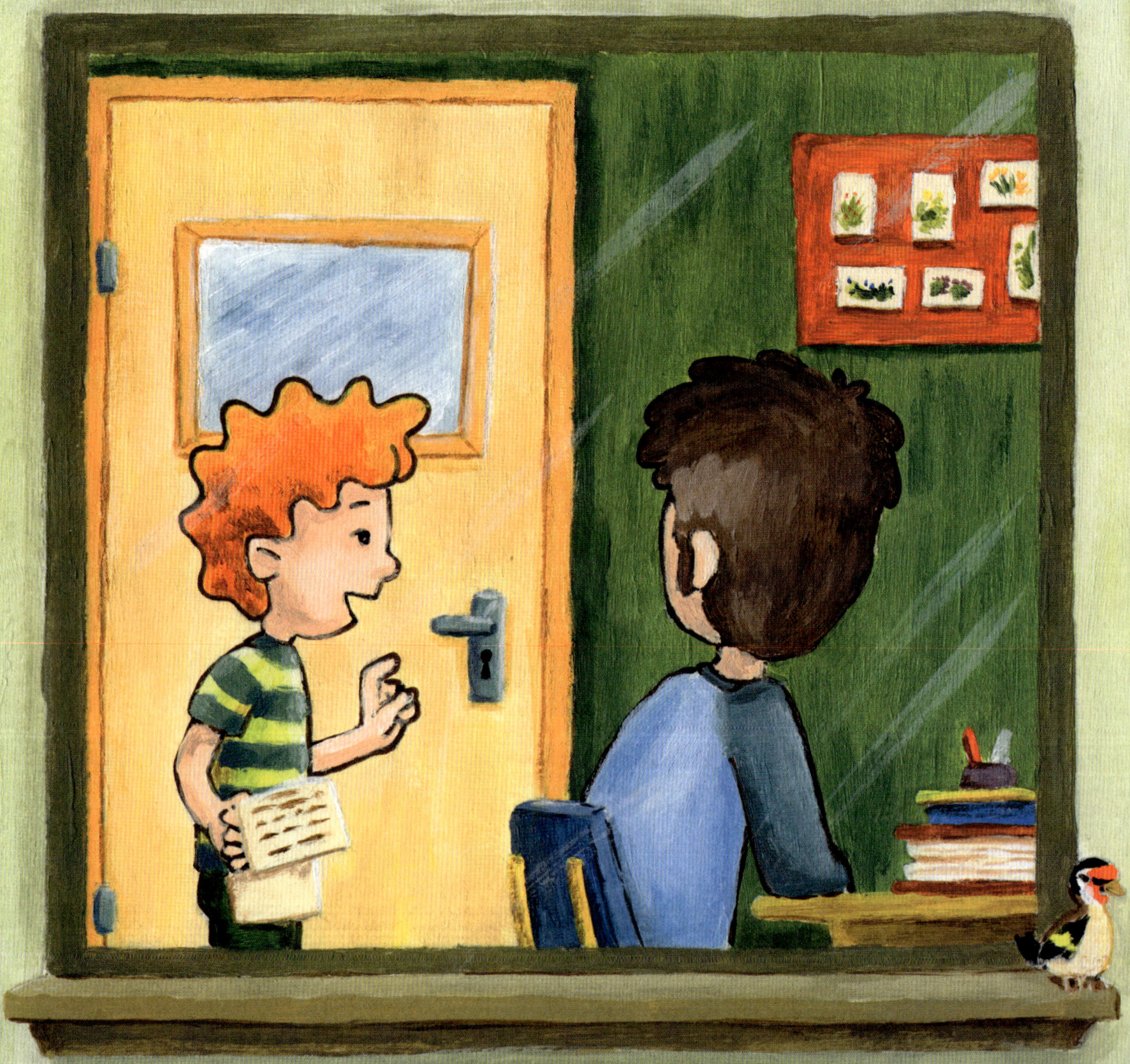

Mama und ich

Nach der Schule bin ich gleich nach Hause gerannt. „Mama", habe ich gesagt, „ich bin genauso stolz auf dich wie auf mich selber!"

Mama hat mich angelacht und zwei Eintrittskarten für das Kino auf den Tisch gelegt. Das war riesig. Aber das Allerschönste war die Vorstellung, die Mama vor dem Kino gegeben hat.

Sie stand auf ihrem linken Bein und ist nicht umgefallen.

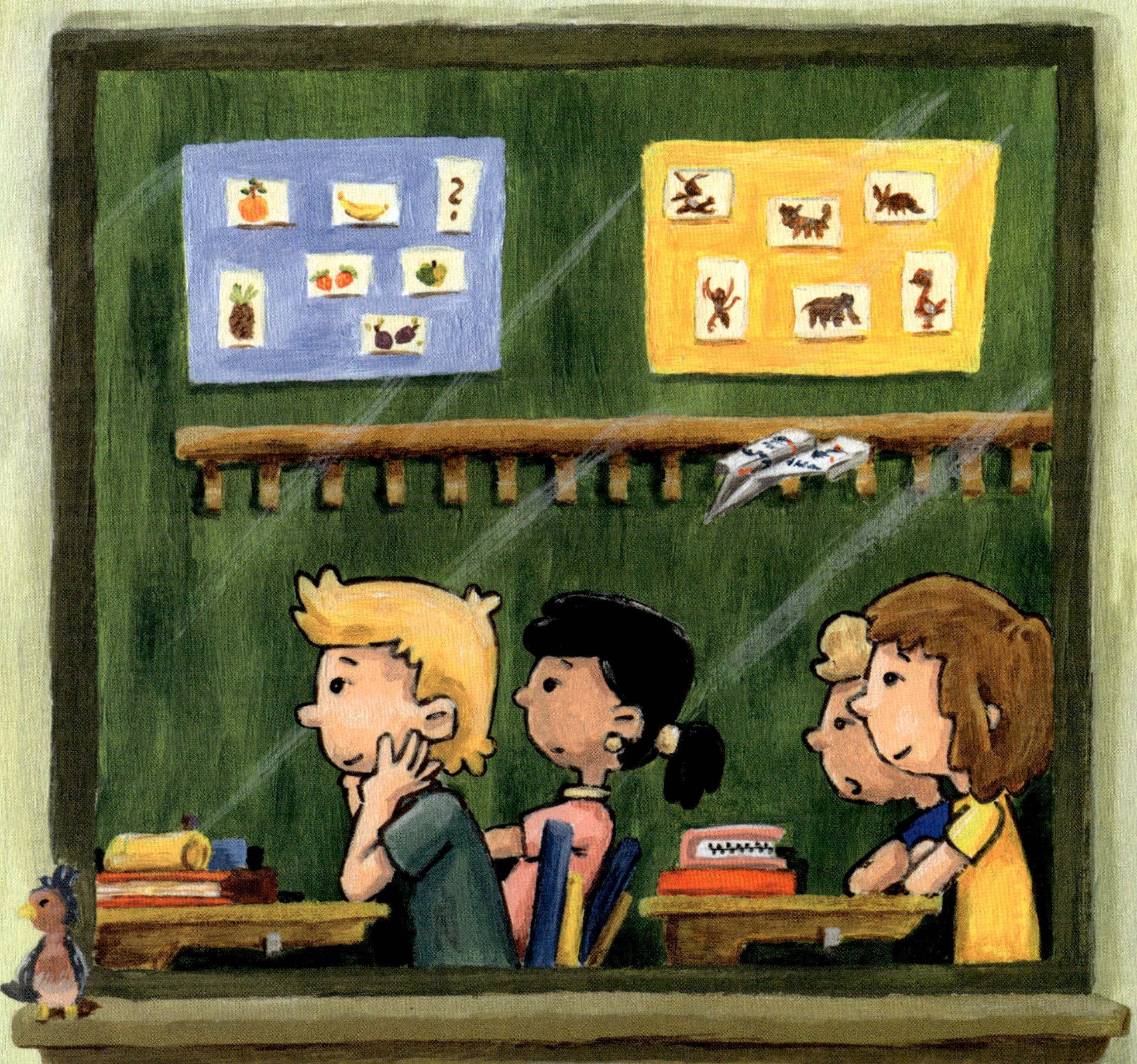

Findest du die zehn Unterschiede?

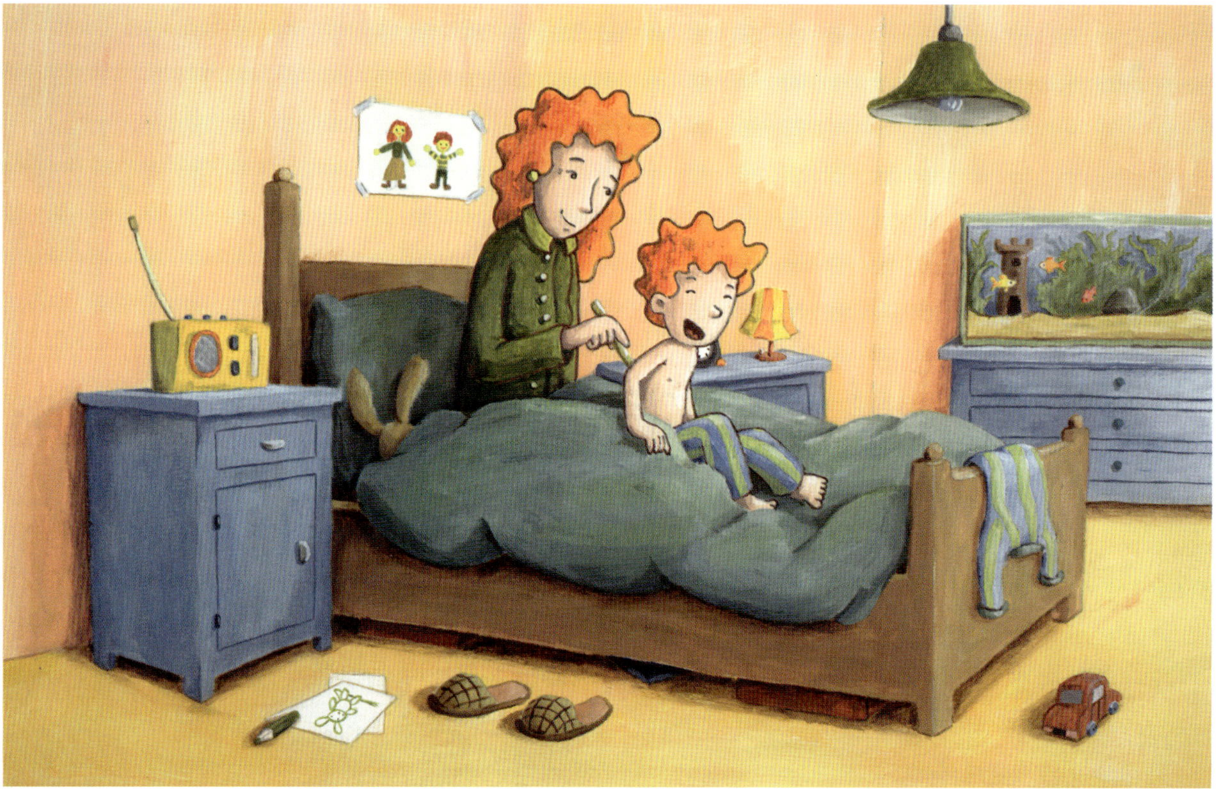

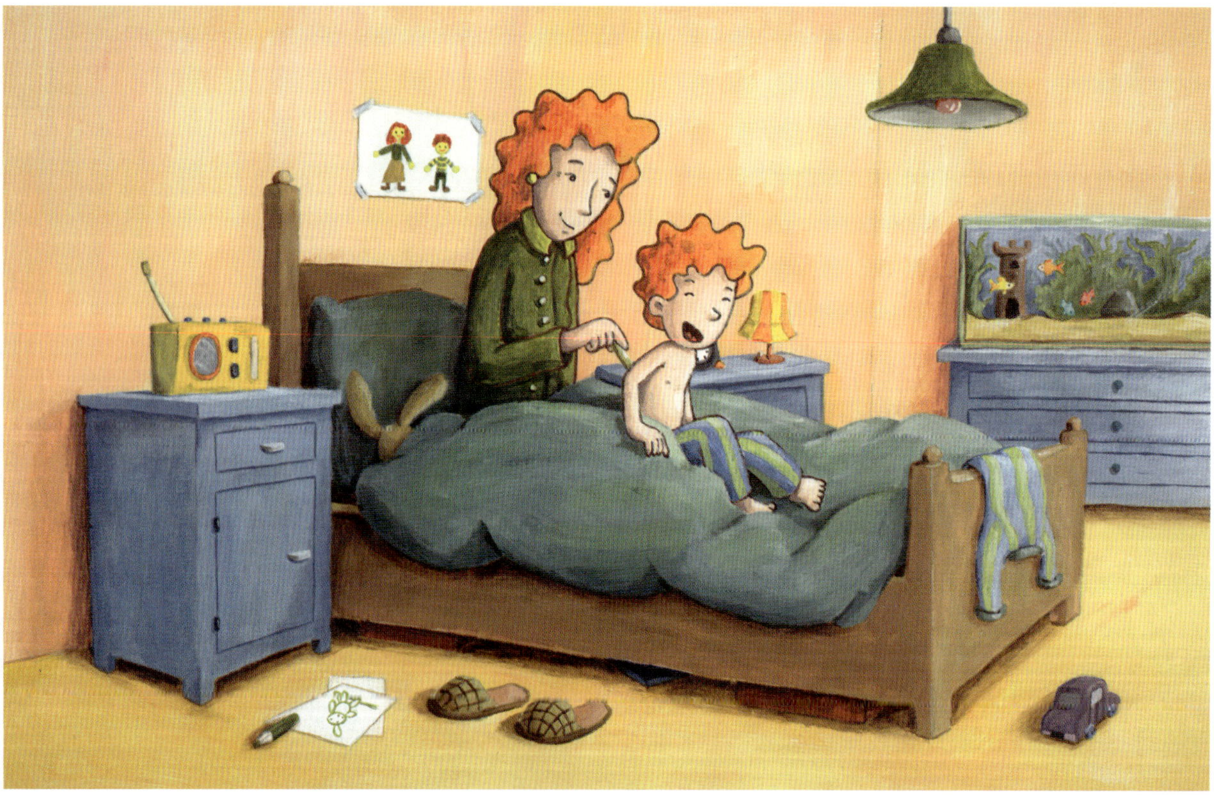

Mit welchen Gegenständen will Benjamin spielen?

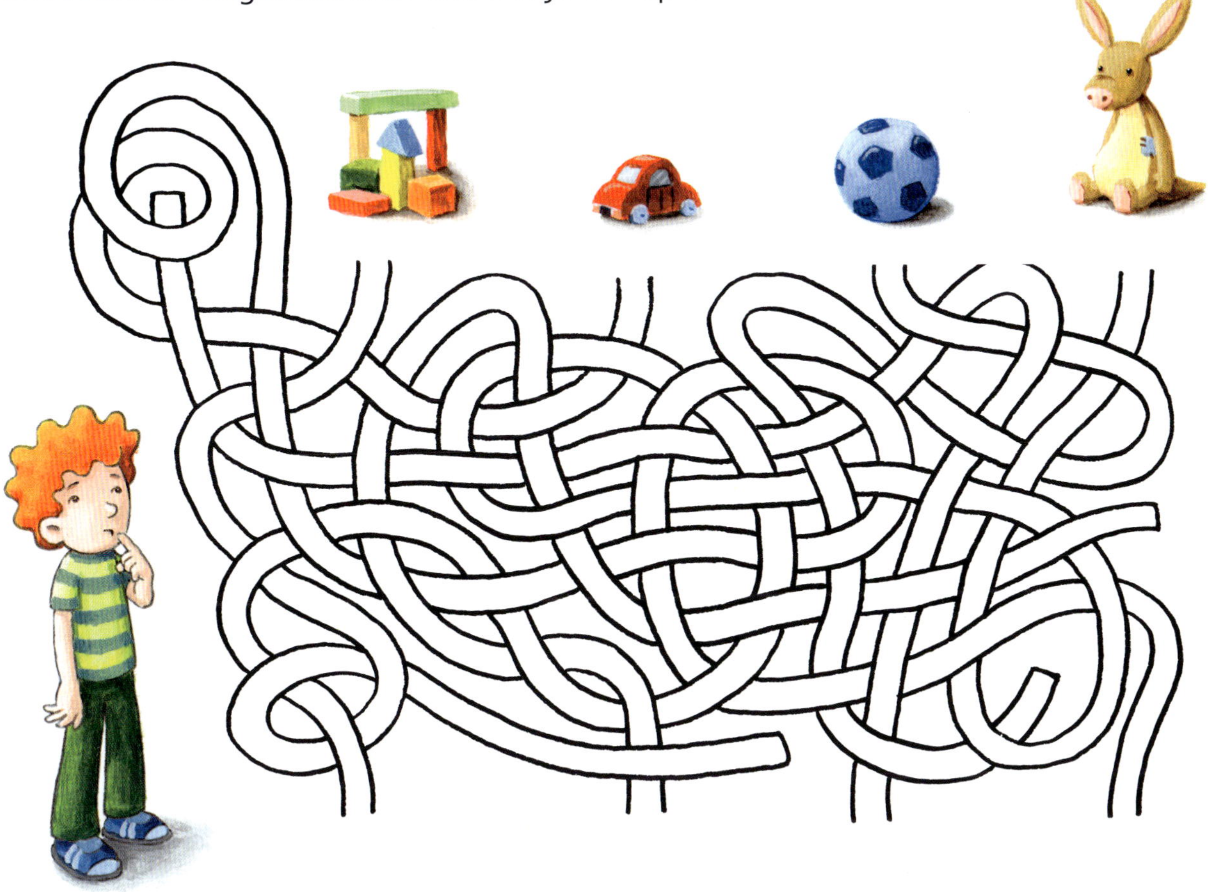

Welche Farbe würde dein Erdferkel haben?

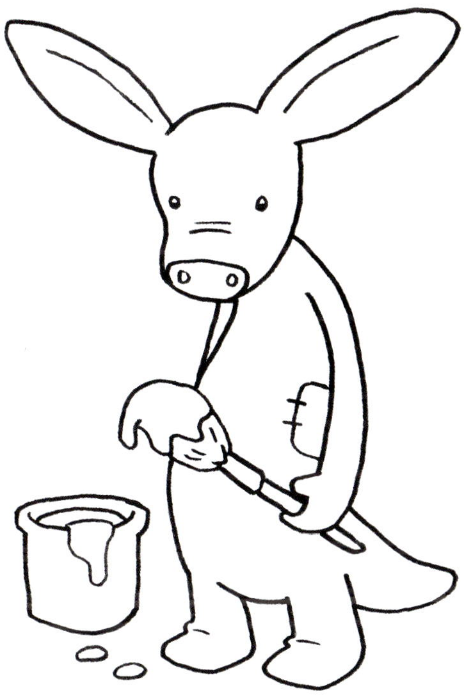

Weißt du noch ...

... wieviele Fische Benjamin hat?

... wer Linkshänder ist?

... warum Benjamin nicht zur Schule muss?

... was MS heißt?

... was die Krücken später werden sollen?

... wo Benjamin wohnt?

... wer bei Benjamin auf dem Dach sitzt?

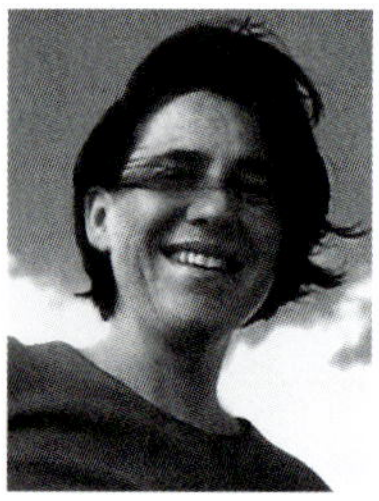

Die Autorin:

Stefanie Lazai, geboren am 11.01.67 in Osnabrück. Arbeitet als Regisseurin und lebt mit ihrem Sohn in Berlin.

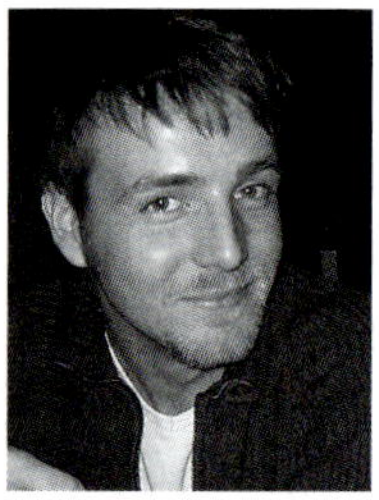

Der Illustrator:

Stephan Pohl wurde 1977 in Berlin geboren. Seitdem er einen Stift in der Hand halten konnte, zeichnete er viel und gern. Er studiert Kommunikations-Design an der Fachhochschule für Technik und Wirtschaft (FHTW) in Berlin. „Benjamin" ist sein erstes veröffentlichtes Kinderbuch.

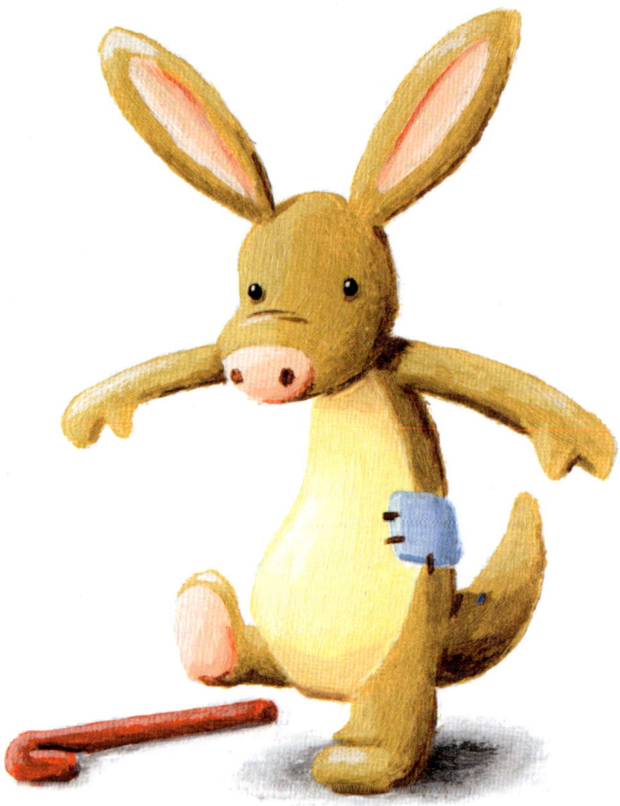

Liebe Eltern, liebe Begleiter von Kindern,

mit diesem Kinderbuch wollen wir nicht nur zum Lesen und Vorlesen anregen, sondern auch zum Gespräch zwischen denen, die schon etwas über Multiple Sklerose (MS) wissen und denen, die noch etwas darüber erfahren wollen. MS ist die häufigste neurologische Erkrankung bei jungen Erwachsenen zwischen 20 und 40, also in dem Alter, in dem die meisten Eltern kleine (Schul-)Kinder haben.

Wir möchten von MS betroffene Elternteile, Freunde und Verwandte unterstützen, mit Kindern über die chronische Krankheit MS zu reden. Wir wollen helfen, Ängste von Kindern vor der unbekannten Krankheit abzubauen. Wissen macht Kinder stark und Wissen hilft Ängste zu überwinden!

Ca. 500.000 Menschen in Europa leiden an MS, das heißt von ungefähr 1000 Menschen hat einer MS. Aber heute ist MS auf medizinischem und physiotherapeutischem Wege schon sehr erfolgreich behandelbar und die Krankheit muss nicht mehr automatisch mit dem Rollstuhl assoziiert werden.

Auch wenn es Erwachsenen selbstverständlich vorkommt, ist es für Kinder vielleicht wichtig zu erfahren, dass nicht sie an der Erkrankung eines Elternteils Schuld sind. Begegnen Sie aktiv einer der Grundängste von Kindern, dass Mama oder Papa vorzeitig sterben könnten. Mit MS kann man trotzdem alt werden. Sprechen Sie mögliche Vorurteile an: Menschen mit MS sind nicht betrunken oder doof, wenn sie die Hände und Beine ungeschickt oder komisch bewegen, sondern sie leiden vielleicht an einer (zeitweiligen) Koordinationsstörung der Gliedmaßen. Oder was ist mit Mutter, die immerzu müde ist? Sie ist nicht faul, sondern kämpft mit einem der allerhäufigsten MS-Symptome, die es gibt: Fatigue.

Wir können Kindern nicht ersparen, sich auch mit den nicht erfreulichen Seiten des Lebens zu beschäftigen, aber wir können ihnen das Rüstzeug an die Hand geben, daran nicht zu verzweifeln, sondern zu wachsen.

Mit den besten Empfehlungen,
Elisabeth Haaß

Dieses Buch entstand mit freundlicher Unterstützung der Schering AG

ISBN 3-8339-0459-3

Gesamtverzeichnis schickt gern:
Baumhaus Verlag, Juliusstraße 12, 60487 Frankfurt am Main
www.baumhaus-verlag.de

5 4 3 2 1 05 06 07 08 2009